U0338517

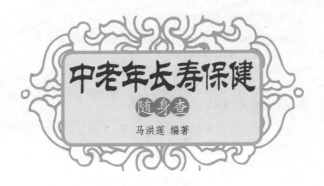

中老年长寿保健

随身查

马洪莲 编著

天津出版传媒集团

天津科学技术出版社

图书在版编目（CIP）数据

中老年长寿保健随身查/马洪莲编著．—天津：天津科学技术出版社，2014.11（2024.3 重印）

ISBN 978-7-5308-9342-5

Ⅰ．①中… Ⅱ．①马… Ⅲ．①中年人—长寿—保健—基本知识②老年人—长寿—保健—基本知识 Ⅳ．① R161

中国版本图书馆 CIP 数据核字（2014）第 288491 号

中老年长寿保健随身查

ZHONGLAONIAN CHANGSHOU BAOJIAN SUISHENCHA

策划编辑：杨　譞

责任编辑：张　跃

责任印制：兰　毅

出　　版：天津出版传媒集团
　　　　　天津科学技术出版社

地　　址：天津市西康路 35 号

邮　　编：300051

电　　话：（022）23332490

网　　址：www.tjkjcbs.com.cn

发　　行：新华书店经销

印　　刷：三河市万龙印装有限公司

开本 880×1230　1/64　印张 5　字数 144 000

2024 年 3 月第 1 版第 2 次印刷

定价：58.00 元

前言

随着国民经济的发展和人民生活水平的不断提高，中国人的寿命明显延长。但由于生活、环境、饮食等生活元素的巨大变化，各种常见病也日渐增多并长期困扰着人们。我们有必要花些时间学点儿长寿保健知识，有意识地进行自我保健养生的锻炼，把健康的钥匙掌握在自己手中，从而享受更加健康美好的人生。

其实，长寿保健知识并不深奥，它们往往就存在于我们的日常生活之中。只要您日积月累，科学实践，就一定能提高自身的健康水平，延年益寿。

本书就是这样一本献给广大中老年人的实用长寿保健随身查。它从人的养生之道、心理保健、营养保健、环境保健、运动保健，到防病、治病等多方面细致全面地介绍了长寿保健的知识。

在总体上，本书突出一个"细"字，既有一个个专题的系统介绍，又有一个个实用保健小常识的归集，信息量庞大，具有使读者知其然并知其所以然的广度和深度；在内容上，本书突出一个"防"字，根据新的医学模式和健康理念，结合中老年人的身心特点，从生理、心理、社会等多方面将长寿保健方法介绍给读者；在方法上，本书突出一个"用"字，所提及的养生保健措施对中老年人具有很强的针对性、实用性，只要学会自我分析并长期不懈地坚持学以致用，一定会大大提高身体机能，达到延年益寿的目的。

本书内容连贯有序，思想性、科学性、知识性和趣味性结合紧密，是老年人长寿保健必备手册。愿所有读者在阅读本书后，能够对身心健康产生积极的影响，个个都成为长命百岁的"老寿星"。

目录

1

第一章 老寿星都是"养"出来的

第二章　心病才是最可怕的病

第五章　运动健身，长寿延年

第六章　从头到脚，保健全方位

第七章　防病抗病养病，全家总动员

绪论

人的寿命到底有多长

◇寿命绝不是天注定◇

在上古时代，人们难以对寿命问题进行研究；在科学文化落后的社会里，人们对寿命问题的理解也非常肤浅，大都借助于神灵鬼怪来进行评议。而令人费解的是，在今天现代化的文明社会中，仍然有人相信"寿命是天注定的"，特别是一些老年人更是对此深信不疑，总觉得"自己活多少都是老天爷早就定好的"。

事实并非如此。我国古代《孔子家语》一书中早就说过："人有三死，而非其命也，己自取也。夫寝处不时，饮食不节，逸劳过度者，疾共杀之。"其意思是说，有三种情况能加速死亡，即睡眠、饮食、劳累，而不是命运注定的。

历史上著名的政治家曹操在《龟虽寿》中有言："神龟虽寿，犹有竟时；腾蛇乘雾，终为土灰。老骥伏枥，志在千里。烈士暮年，壮心不已。盈缩之期，不但在天。养怡之福，可得永年。"其意在告诫我们，有志之人，虽然知道人寿有限，但绝不应该相信成败

1

寿夭全由天定。

从现代科学的角度来看，人的寿命仅仅是指由生到死的时间概念。人自出生后，带着先天的遗传因素，经历社会因素、生物因素、特殊遭遇等的干扰，使人的寿命不尽相同，人的寿命长短不可能仅由先天的遗传因素决定。

世界上，只有人才能改造影响寿命的外界环境，如加快科学技术的发展，改善生活条件，增强战胜各种疾病的能力等，都要靠人的力量，以延长人类的寿命。从某种意义上说，寿命应该是"由自身决定"的！

○人活百岁从来不是幻想○

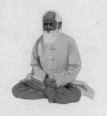

中医学将人自然寿命活到的年龄称为"天年"。《素问·上古天真论》里说："尽终其天年，度百岁乃去。"《尚书》提出"一曰寿，百二十岁也"，即活到120岁，才是应该活的岁数。中医认为100～120岁应该是人的自然寿命。

那么，现代科学又是怎样认识"天年"的呢？

第一种计算寿命的方法，是科学家巴风根据"动物凡生长期长的，寿命也长"这一理论提出的"寿命系数"，即哺乳类动物的寿命应当为其生长期的5～7

倍。例如，狗的生长期为两年，其寿命是 10 ～ 15 年；牛的生长期为 4 年，其寿命是 20 ～ 30 年。按这个规律计算，人的生长期为 20 ～ 25 年，其自然寿命则应为 100 ～ 170 岁。

第二种观点是美国学者海尔弗利提出的，认为把动物细胞分裂的次数和周期相乘即为其自然寿命。小鼠细胞的分裂次数是 12 次，分裂周期为 3 个月，其寿命应为 3 年；而人的细胞分裂次数为 50 次，分裂的周期大约是 2.4 年，照此计算，人的寿命应为 120 岁。

第三种观点，是根据哺乳类动物的性成熟期来推算寿命的。最高寿命相当于性成熟期的 8 ～ 10 倍，而人类的性成熟期是 13 ～ 15 岁，据此推测人类的自然寿命应该是 110 ～ 150 岁。

以上三种推算方法虽然不尽相同，但无论是哪种推算方法，其结果都表明，人的寿命都应该在百岁之上。

事实上，古今中外长寿老人活到百岁的不乏记载，活到 150 岁以上的也不罕见。以长寿闻名的保加利亚，百岁以上的老人有 426 人，即 10 万人中有 5 人是长寿老人。解放初期我国的调查结果也表明，百岁以上的老人有 3384 人，最高年龄是 150 岁。

可见，虽然目前人的平均寿命只达到 70 岁左右，但距离人类真正"寿终正寝"的年限还差之甚远，人活百岁是完全可以实现的！

人究竟是怎样衰老的

◇外貌发生改变◇

① 毛发

　　人的衰老首先可从毛发的变化有所察觉，毛发变白是其显著特征之一。毛发变白通常从 40 岁开始，到 60 岁头发变白者占 50% 以上，脱发者可达 80%；75 岁以上头发变白者可达 70%，脱发者达 90% 以上，一般无性别差异。

② 皮肤

　　皮肤开始松弛无弹性是人逐渐衰老的又一个特征。由于皮下脂肪的减少和弹性纤维的消失，老年人的皮肤逐渐松弛，下眼睑在 40～50 岁时渐渐肿胀下垂，呈"眼睑袋"。

　　角膜周围有脂肪沉着，成为"老年环"。老年环的发生率随年龄增加而增加，50 岁左右发生率为 25%，60～69 岁为 54%，70 岁以上为 75%。

　　老年疣又称脂溢性角化症，常见于 50 岁以后，多见于面部、颈部、手背、躯干上部等处，为褐色扁平丘疹，表皮常有一层薄薄的油腻性鳞屑，呈圆形或椭圆形，大小通常在数毫米至数厘米。

4

老年色素斑是脂褐素沉积于皮肤所形成的可略显增厚的黄色菱形皮斑，30～40岁起即可见于颈侧、手臂、前臂、面颊、眼睑和上胸部，长寿老人100%可见老年色素斑。

50岁以上的中老年人，皮肤可见老年性白斑，略呈圆形，边界清晰，多分布于胸、背、腹部，是皮肤黑色素细胞减少所致。

③ 身高和体重

人的身高一般于40岁后开始缩短，原因是椎间盘萎缩，脊柱弯曲强直，椎体扁平化，下肢弯曲。

体重在40～50岁时最重，50岁后逐渐减轻，70～80岁时减轻最明显。原因是皮下脂肪组织减少和骨骼、肌肉及各脏器萎缩。但现在很多中老年人由于生活条件与营养状况好，也有体重增加的。

◎感觉器官功能老化◎

① 视觉

人的视力一般随年龄的增大而下降，正常人20岁以前为1.5；20～50岁为1.0～1.25；60～65岁为0.9；70岁为0.6～0.8；80岁为0.4～0.6；90岁为0.2～0.4。

中老年人眼眶内脂肪减少，眼压会降低，眼球缩小和内陷，这一现象随年龄的增长会日益明显。

中老年人泪腺结缔组织增生，泪液分泌减少，泪液中所含溶菌酶（可以杀死细菌或抑制细菌的生长）的量及活性均会降低，使结膜和角膜变得干燥并易发生炎症。

晶状体是位于角膜后的凸透镜，其构成90%为蛋白质，随着年龄的增加，晶状体中非水溶性蛋白质逐渐增多，青年时仅占晶状体的1%，70岁时则占5%左右。这使晶状体的透光度减弱，增加了发生白内障的可能性。

眼球中的玻璃体是透明的胶状物，随着年龄的增加，玻璃体逐渐液化，视网膜基底膜逐渐增厚，加之玻璃体液化范围不断扩大，玻璃体胶质收缩及胶原纤维凝聚，致使玻璃体从视网膜基底分离，被称为玻璃体后脱离，在45～60岁发生率为20%，64～81岁为49%，增加了失明的可能性。

此外，随着年龄的增长，视网膜细胞数逐渐减少，视神经纤维束间结缔组织增生，视野逐渐缩小，红、绿颜色分辨能力会下降等。

② 听力

由于外耳道、中耳和内耳有可能发生全面退行性病变，60岁以上的老年人听力减退者占27.4%，男性的发生率高于女性。同时，老年人鉴别声音的能力也会下降，听觉反应时间会延长。

③ 嗅觉

人在 50 岁以后鼻黏膜逐渐萎缩，嗅觉开始迟钝，60 岁以后大约丧失嗅觉 20%，70 岁以后嗅觉衰退加剧，80 岁以后仅有 22% 的老年人嗅觉仍在正常范围内。

④ 味觉

由于老年人舌黏膜上的舌乳头逐渐消失，同时感觉味道的神经末梢味蕾的数量减少，因而味觉反应也越来越迟钝。60 岁以上者味蕾萎缩可达一半，75 岁以上的老年人味觉约丧失 80%。

⑤ 痛觉

伴随着神经系统的老化，中老年人对疼痛的感觉也日渐迟钝，对某些创伤如骨折，可能无明显疼痛感，以至于患某些急腹证如阑尾炎时都未察觉而因此漏诊。

◎内脏器官功能下降◎

① 心血管系统

随着年龄的增长，心肌纤维逐渐萎缩，心肌细胞内老年色素（脂褐素）沉积，心瓣膜变得肥厚硬化、弹性降低，这些变化可使心脏收缩能力减弱，心排血量降低，尤其是动脉管壁中的胶原纤维逐渐增多，管壁增厚，并发生纤维化和钙质沉淀，造成钙化，使动脉管壁弹性变差导致动脉硬化。

② 呼吸系统

老年人肺泡总数减少，肺脏的弹性纤维变性，使肺脏的柔韧性和弹性变差，膨胀和回缩能力减小，加上老年人骨质疏松，使脊柱变得向后突出，而肋骨则向前突起，胸廓形成筒状变形。另外，呼吸肌的衰弱和肋软骨的骨化，造成肺通气不畅，肺活量下降，因而容易发生肺气肿和呼吸道并发症。

③ 消化系统

随着年龄的增长，舌和口腔的黏膜逐渐变薄，舌肌发生萎缩，体积减小，舌的运动能力减弱；牙龈萎缩，牙齿脱落，影响咀嚼能力；加之老年人胃肠黏膜萎缩，消化酶分泌减少，胃肠运动减弱，使消化能力减弱，容易发生消化不良和便秘。

④ 泌尿系统

肾动脉硬化，过滤功能减退，导致体内排钠量减少。老年男性前列腺增生、肥大，使老年男性夜尿增多，易发生水肿、高血压及前列腺肥大症。

◦生殖系统及性功能下降◦

① 老年男性

（1）精子数量减少：通常在 50 ~ 60 岁时，动脉硬化、供血不足等会导致男性睾丸逐渐萎缩和纤维化，曲细精管中产生精子的生精上皮变薄，精液中精子数量逐渐减少，精子活力下降。一般 50 岁时产生精子的数量约为 20 岁时的 50%，但也有一些高龄男性仍有生精能力。睾丸间质细胞数量也会逐渐减少，多数间质细胞内脂褐素增多，雄激素的能力下降，睾酮分泌减少。

（2）性功能减退：老年男性的性欲及性功能个体差异很大。一般来说，老年男性的性兴奋功能随年龄增大而逐渐减退，表现为性欲反应不灵敏，性兴奋缓慢，肌肉张力减弱，性器官组织的弹性降低并且力度不足等。

② 老年女性

（1）易患妇科疾病：中老年女性外阴部真皮的血管减少并硬化，皮下脂肪减少，外阴和阴唇萎缩，其神经末梢减少，感觉迟钝。与此同时，阴道黏膜皱襞减少，上皮层变薄，细胞减少，阴道分泌物减少，酸性减弱甚至变为碱性，使抗感染能力下降，易患阴道炎。

此外，中老年女性子宫黏膜和宫体萎缩，支持子宫的韧带松弛，平滑肌萎缩无力，容易患子宫脱垂。

（2）性欲下降：中老年女性易患阴道炎、尿道炎、外阴干皱症等，这些都可导致绝经期后女性的性功能障碍。随着年龄的增长，中老年女性的性欲更是呈下降趋势，并且与精神因素关系密切。

◎运动系统的生理变化◎

①骨骼

一是骨钙出现负平衡，故骨骼开始萎缩，骨皮质变薄，骨小梁变细，数量减少，出现骨质疏松。这种现象是从中年开始的，在 50～80 岁之间，每增加 10 岁，男性骨皮质厚度会减少 5%，女性会减少 7%。但

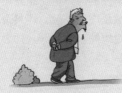

不同的骨骼，骨皮质变化出现的时间也不一样，掌骨从 45～50 岁时骨皮质就开始变薄，而肋骨要到 70 岁时才开始萎缩。

二是骨骼内的化学成分也发生了变化，骨内的有机质如胶原、黏蛋白等减少，无机盐如碳酸钙、磷酸钙、硫酸钙等增多。青年人的骨骼中无机盐含量只占 50%，而老年人则达 80%。无机盐含量越高，骨的弹性和韧性也越差，骨质疏松、脆性就增加，人也更容易骨折。

三是椎间盘收缩变薄，背呈弓状，身高变矮，称为老缩。中老年男性平均缩短身长的 2.25%，而中老年女性为 2.5%。

②关节

关节的变化表现为：滑膜萎缩，分泌滑液减少；关节软骨变薄，弹性降低，增生而骨化；关节囊及周

围软组织老化，易引起疼痛及功能障碍，形成慢性老年性关节炎。

③ 肌肉

肌肉的变化主要表现为肌肉在体重中所占的比例逐渐降低，如成年人肌肉重量占体重的43%，而60岁以上的老年人肌肉重量仅占体重的25%。

老年人神经、肌肉的兴奋性降低，绝对或相对不应期延长，神经传导速度减慢，肌肉的工作能力下降，必须经过较长的发动时间，才能达到其最高能力。

◇内分泌系统发生变化◇

① 甲状腺功能下降

一般50岁以后，甲状腺重量减轻，滤泡变小，血管变窄，结缔组织增多，易发生萎缩和纤维化，加之垂体前叶分泌的促甲状腺素数量减少，因而使中老年人的甲状腺利用碘的能力减弱。另外，中老年人血清中甲状腺自身抗体也会增多，这在一定程度上影响着甲状腺的功能。这些因素共同决定了中老年人的甲状腺功能减退，基础代谢率降低。

② 机体应激能力降低

当人体发育成熟后，随着年龄的增长，肾上腺皮质和髓质的细胞均逐渐减少，肾上腺中所含的结缔组织和脂褐素增多，重量开始减轻，70岁以后减轻会更明显。同时，中老年人的肾上腺皮质对脑垂体分泌的促皮质素的反应性也降低。因此，中老年人保持机体内环境稳定的能力及应激能力也降低。

③ 性激素分泌减少

随着年龄的增高而老化，最明显的内分泌腺莫过于性腺。男性 50 岁以后睾酮分泌量下降，血中游离睾酮水平降低。同时，睾酮受体数目减少或受体敏感性下降，致使性功能逐渐减退。女性雌激素水平在 30～40 岁急剧下降，60 岁降到最低水平，60 岁以后稳定于低水平。中年以后，女性卵泡逐渐丧失，性激素分泌明显减少，导致性功能与生殖能力逐渐减退。

④ 松果体调节功能减退

松果体对维系脑、下丘脑、脑垂体、甲状腺、肾上腺、性腺间的相互协调、保持机体内环境的稳定、调节昼夜节律和生殖活动等都起着重要作用。随着年龄的增长，松果体血管变得狭窄，细胞减少，重量减轻，脂肪增多，致使其产生的激素减少，诸多调节功能减退。

◦免疫系统发生改变◦

① 胸腺

胸腺是免疫系统中的核心器官。胸腺是最早发生老化的，在 12 岁时就会迅速变小，到老年期胸腺更是明显萎缩，其重量仅为儿童时的 1/10。所以，中老年人血液中的胸腺激素浓度明显下降。

② T 细胞

由于中老年人胸腺激素水平低下，并且白细胞介素 –2 产生减少，所以使 T 细胞分化、成熟和功能表达均相应大幅度降低，T 淋巴细胞在抗原刺激下转化为致敏淋巴细胞的能力减弱，同时抑制性 T 淋巴细胞增加，辅助性 T 淋巴细胞减少，并且巨噬细胞功能下降。这些现象都会致使中老年人细胞免疫功能低下。

③ B 细胞

B 淋巴细胞对抗原刺激的反应能力，随年龄的增长而下降。抗原和抗体间的亲和力下降，需要 T 细胞协助的体液免疫反应也随年龄增长而下降。这是因为 B 细胞的免疫功能在很大程度上受 T 细胞的调节和控制。

④ 自身免疫

中老年人虽然自身免疫功能会随年龄增长而增强，但免疫细胞（T 和 B）则随年龄增长而减弱，白细胞介素 –3 等淋巴因子也随年龄增长而下降。这样一来，自身免疫力除攻击外来病原体外，还会攻击自身组织，导致机体衰老和死亡。

◦神经系统出现老化◦

① 脑细胞

中老年人随着年龄的增长，脑的体积逐渐缩小，重量减轻，脑沟增大，脑膜增厚，脑的水分甚至可较最初减少 20%。

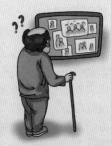

一般认为，人脑有 120 ~ 140 亿个神经细胞，出生后脑神经细胞的分裂就停止，即细胞数不再增加。自 20 岁开始，人脑的细胞数每年下降 0.8%，至 70 岁以上，老年人脑神经细胞数可较最初减少 45%。

因蛋白质代谢障碍，中老年人脑蛋白含量可减少 25% ~ 33%。

随着动脉硬化的加剧，脑血流量减少，供血不足，逐渐出现脑软化，以致记忆力下降，智力衰退，甚至患上阿尔茨海默病。

随着年龄的增长，参与人脑的多种神经递质，如乙酰胆碱、多巴胺、去甲肾上腺素、5- 羟色胺等代谢酶的活性降低，因而表现出记忆力下降、运动障碍、帕金森病、睡眠不佳、精神抑郁或狂躁等现象。

② 自主神经

支配人体内脏，如心脏、胃肠道等的神经不受人的主观意志所支配，人不能自我控制心跳的次数，不能自己掌握胃肠道的蠕动快慢，所以把能支配这些活动的神经称为自主神经。而随着年龄的增长，人体的自主神经功能可能会发生紊乱，因而导致各种内脏功能失调等。

◇精神心理适度波动◇

① 认知改变

首先，中老年人随年龄的增长而越来越以自我为中心，而非把问题当作整体看待。在年轻时得到的认知能力，在老年时会逐渐丧失。

认知功能的退化，还表现为中老年人的逻辑推理能力、短时记忆力比年轻人差，而长时记忆相对不随年龄变化而受损，其原因是中老年人在对信息编码的储存上出现困难。但这种状况并非不可改变，经常有意地让中老年人记一些东西，可以有效维持其认知功能，预防脑的老化。

② 情感情绪的变化

中老年人情感情绪的变化因人而异：有些中老年人在青壮年时期是乐观向上、积极进取的，到了晚年仍然乐观热情，助人为乐；可有些中老年人原来是乐观主义，事业心强，但在退休后，随着社会地位的改变、家庭环境的变迁、生理的老化或疾病缠身而变得

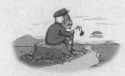

忧心忡忡、心情抑郁、紧张焦虑、悲观激愤，从而产生失落感、老朽感、恐惧感，甚至产生末日感和绝望感，使自己陷入无限悲痛之中而不能自拔。

另外，大多数中老年人有一个共同特点，就是遇到不顺心的事时，往往会闹情绪，唠叨不休。

③ 性格的变化

造成中老年人性格变化的因素很多，基本上源于身体自身功能的减退、主观感觉的改变、与社会生活和工作的脱离、面临生命终结的压力等。

延缓衰老，您定能做好

◦必须了解与衰老有关的因素◦

① 遗传因素

遗传因素是生物种族的本来特性。人的遗传因素对人体的衰老进展有着重大影响，不论在人体的基本体质，还是在心理素质的形成上，均奠定了重要的基础，这就成为衰老的内因。在长寿人口的调查中，遗传与优生对长寿的影响更为明显，无数资料表明，百岁老人有长寿家族史者居多。

② 性格因素

性格是人类特有的心理素质，制约着人的一切心理活动。调查表明，长寿者大都性格开朗、心胸开阔、精神愉快、坚强乐观。

③ 疾病因素

疾病可能会使人未老先衰，成为影响人类自然寿命的重要因素。在人的一生中，疾病是不可避免的，即使是老寿星，也不可能无疾而终，而且，患有慢性病的人最终成为长寿者的也不乏其人。比如，已故的英国政治家温斯顿·丘吉尔，在10岁左右时曾"骨瘦如柴，疾病缠身"，但却享年91岁。

④ 生态环境

生态环境与衰老的关系，很早就引起人们的重视了，我国古代《黄帝内经》中曾有言："一州之气，生死寿夭不同，地势使势然也……高者其气寿，下者其气夭。"说明古代人已经认识到地势高低与寿命相关。

据统计，现代工业发达国家的城市人口的寿命，一般要比在农村的少5年左右，这可能与城市工业的"三废"污染、噪声干扰等因素有关。科学家还发现，在山区、农村的空气中，含有对长寿者有益的阴离子。这些均提示人们，生活在优美而又没有污染的环境中，也是长寿的一个重要条件。

5 营养因素

人的生长、发育与生命活动，需要足够的营养物质和能量；人体抵抗疾病、从事各项活动，也需要丰富的营养物质；到了老年，衰老的机体更需要选择食用一些优质蛋白质。所以，生命活动的每一个瞬间，都离不开一定量的营养物质，长期处于营养不良状态的人很容易提前衰老。

但是，如果摄取营养过剩，也会使人体能量代谢失去平衡，导致肥胖症、高脂血症、高血压、冠心病、糖尿病等疾病的发生，也会使人面临衰老的巨大威胁。所以，只有合理、平衡的营养才有益于健康长寿。

6 运动因素

合理的运动可以健身，适当参加各种文化体育活动、社会活动，是获得健康与长寿的重要途径。

7 兴趣爱好

一般来说，长寿者通常有较多的爱好。有人认为，这样可以推迟和延缓脑细胞的衰老。爱好主要依靠人为的培养，老年人更需要培养一些业余爱好，如赏花、养鸟、养鱼，绘画、书法以及参加各种文化活动等。

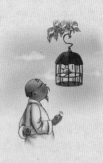

◦长寿和健康可以并行◦

人的生老病死虽然是自然规律，但衰老是完全可以延缓的，疾病也是可以减少或者避免的。老年人不必觉得自己老了就一定会生病，年纪老了和疾病没有必然的关联。当然，这需要老年人多花一些精力，多多注意自己的生活行为。

世界卫生组织更是早在 1990 年就提出了"健康老龄化"的目标，并给健康下了新的定义："躯体、精神和社会的完善状态"。

中华医学会老年医学分会也据此制定了我国健康老年人的具体标准：

①躯干无明显畸形，无明显驼背等不良体形，骨关节活动基本正常。

②神经系统无病变，如偏瘫、阿尔茨海默病及其他神经系统疾病，系统检查基本正常。

③心脏基本正常，无高血压、冠心病（心绞痛、冠状动脉供血不足、陈旧性心肌梗死等）及其他器质性心脏病。

④无明显肺部疾病，无明显肺功能不全。

⑤无肝、肾疾病，无内分泌代谢疾病、恶性肿瘤及影响生活功能的严重器质性疾病。

⑥有一定的视听功能。

⑦无精神障碍，性格健全，情绪稳定。

⑧能恰当地对待家庭和社会人际关系。

⑨能适应环境，具有一定的社会交往能力。

⑩具有一定的学习、记忆能力。

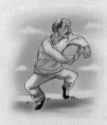

据此，能够使老年人身心健康、生活自理，并能参与社会活动，或者在延长寿命的同时，尽可能缩短生命最后的重病期和需要别人扶助的时间，成为政府、社会、老年人及其亲属共同努力的目标。

时代发展到今天，让老年人健康和长寿并行，更是成为可能：一是医学科学的发展，促使不少预防、推迟发生和有效治疗某些疾病的新手段被发现；二是预防医学、康复医学的进展，为一些慢性病的预防和老年性残疾的康复开辟了新的途径；三是在世界范围内大力提倡的以建立健康生活方式、摒弃不良生活习惯为主要内容的自我保健医学，即第四医学的兴起，为人类预防疾病提供了"金钥匙"。

所以，现代老年人不但要活得长，更要活得好，活得潇洒，活得质量高，要有健康的长寿，拒绝没有健康的长寿！

第一章

老寿星都是
『养』出来
的

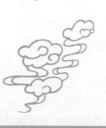

春夏秋冬都须注重养生

⊙春意盎然，养生须重四要素⊙

1 养阳气，防"风病"为要

春季气温仍偏低，风为当令主气，乍暖还寒，如果发生气候异常，亦称非其时而有其气时，养生不慎就容易发病。风邪外袭多自皮毛肌腠而入，春时阴气发泄，气血易趋于体表，临床表现为皮肤松弛而多汗。

《黄帝内经》强调："谨候诸风而避之。"说明老年人宜选择轻松、柔软、舒适、保暖的衣帽鞋袜，保持身体暖和，不受风邪侵袭，并适当进行"春捂"保暖，便于身体各个部位能够适应，防止受凉感冒，甚至诱发宿疾，以达到预防"风病"的养生目的。

2 辨食性，求"食疗"为要

春令是寒温交替季节，应以《灵枢·师传》所说"饮食者，热无灼口，寒无沧沧"为法则，忌大热、大寒的食品。

《寿亲养老新书》云："高年之人，其气耗竭，五脏衰弱，全仰饮食之资气血。若生冷无节，饮食失宜，调停无度，初成疾患。"所以，暴饮暴食、生冷无节、饮酒无度以及选择食物不辨食性，都会有损健康。而"对症下食"，却能收到"食疗"的明显效果。

③ 畅气机，养肝气为要

中医学认为，肝属木，木旺于春，其气上升。古人曰："老年肝血渐衰，未免生性急躁，旁人不及应，每至急躁益甚。"由于肝失调理，可出现闷闷不乐、烦躁易怒、头昏目眩、胁肋肱痛等肝郁不疏及肝阳上亢等病症。因此，老年人要特别注意调适心理、舒缓肝气、稳定情绪，免受刺激，寻求自得其乐的闲情逸致，以调养肝气。

④ 步于庭，早锻炼为要

早春三月是万物推陈出新的时候，这时应晚点儿睡、早点儿起，在庭院中散散步、做做操，舒缓形体，使意志像春气之生发一样得到调养，对提高人的身体素质、防病治病大有裨益。

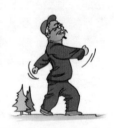

暖暖春日，保养仍须四忌

① 忌睡眠过多

中老年人在春天常易感身体困乏，早晨不易醒来，醒后又出现昏昏欲睡的"春困"现象。要适应这种生理变化，应当早起，舒展形体，既能保持精力，同时也给机体提供了保养的环境。

② 忌懒于活动

春天到户外活动，不但可以尽情地呼吸新鲜空气，呼出体内污气，增强心肺功能，还能杀死皮肤上的细菌、病毒，增强机体的免疫力。

③ 忌生冷食品

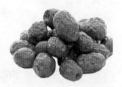

由于春天人体新陈代谢加快，营养消耗相应增加，因此应多吃营养清淡的食物，如黄豆芽、大枣、瘦肉、鱼类、蛋类等。为了将聚积一冬的内热散发出去，还要多吃新鲜蔬菜，如春笋、油菜、菠菜等。不吃或尽量少吃生冷食品，以免刺激胃肠引发疾病。

④ 忌四处串门

春天气候舒适，多数中老年人认为这是出去走走的好时机。其实，春天是流行病的多发期，老年人免疫力下降，容易感染，所以，在疾病流行期间，老年人不要频繁出入公共场所。

◦ 夏天安神的五个"小动作" ◦

根据夏季"养阳""养心""养神"的基本原则，中老年人可以参考下面介绍的几个养生保健的"小动作"。

（1）指压两眼间：用拇指、食指并拢压、揉鼻根处，要随着心跳节律按摩，每次一分钟，能宁心安神，保护心脏。

（2）按摩天柱：将手指放在颈部后面的正中央，伸直脖子，将大拇指贴在天柱穴，把小指和食指贴在眼尾附近，然后头部慢慢歪斜，利用头部的重量压迫拇指。这样能较好地预防头晕、耳鸣等中暑症状。

（3）"呵"字功：叩齿36次，用舌搅至唾液满口时，漱口数遍，分3次咽下。咽唾液时必须猛咽有声，用意念送至丹田，然后吐气发"呵"字音。此动作可以稳定心神，防治夏季失眠、冠心病、心律不齐等。

（4）静坐：端坐盘膝，两手平置大腿上部，掌心向下，自然放松，呼吸用鼻吸口呼，要匀要细，以安定心情，收心降火，增强对高温的适应能力。

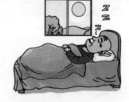

（5）午睡：夏日昼寝，为保持旺盛精力，宜坚持午睡，以补偿夜间的睡眠不足，时间因人而定。

◦酷暑"防火"两大方面◦

　　在炎热的夏季，中老年人如果不注意养生，体内的平衡就很容易受到影响，出现口苦、目赤、头晕，而容易"上火"，所以要特别注意防"火"。

第一，是要防"外火"，即自然界高热的气温。

具体措施是：尽量避免烈日的直接照射，外出时要戴好遮阳帽，同时要保持室内环境安静、卫生，注意通风降温，以防外火内侵。

第二，是要防内火，即身体的内热证，主要有以下几种：

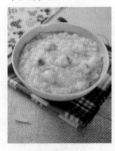

（1）心火：分虚实。虚火主要表现有低热、盗汗、心悸、心烦、失眠、健忘、口干、舌尖红，可常喝点儿莲子大米粥，或用生地、麦冬等泡茶喝；实火主要表现为反复口腔溃疡、口干、小便短赤、心烦易怒、舌尖红，可用赤散或牛黄清心丸降火。

（2）脏火：干咳无痰或痰少而黏，有时痰中有少量血，潮热盗汗、手足心热、失眠、两颊红、口干咽痛、声音嘶哑、舌红嫩，可用红枣、大米适量煮粥吃，或用沙冬、麦冬泡茶喝。

（3）胃火：也分虚实。实火表现为多食善饥、上腹不适、口苦口干、大便干硬，可用橘子、淡竹叶泡茶喝；虚火表现为轻微咳嗽、饮食量少、便秘、腹胀、舌红少苔，可吃些有滋阴作用的梨汁、甘蔗汁、蜂蜜等。

（4）肝火：常表现为血压高、头痛剧烈、头晕、耳鸣、眼干、口苦口臭、易怒、两肋胀痛、烦躁、舌边红，可服龙胆肝丸或龙胆肝汤。

凡有"内火"的中老年人，除分别给予药物治疗外，还应多饮水，以清扫降火来调节体温；多吃水果，以辅助营养抗炎消暑；保持心情舒畅，不急不躁，抑怒熄火，以达到"心静自然凉"的效果，防止"内火"自生。

◇秋高气爽，保健四法◇

（1）调节饮食：由于秋季气候干燥，易犯津伤秋燥症，因此，在食物选择上应以甘平润燥、养肺生津之品为主，如梨、百合、麦冬、荸荠、山药、猪肺、莲子、藕等可多食；也可适当加些滋补中药煮粥、泡酒饮用，如枸杞子粥、黄精粥、玉竹酒、柿子酒等，对扶正防病有积极作用。

（2）调养精神：秋令肃杀，自然界凄凉的景色容易引发老年人悲观伤感的消极情绪，从而导致疾病丛生，因此，中老年人应特别注意精神保健，可适当选择琴棋书画、养花种草、玩物赏鸟等文化娱乐活动，以愉悦身心，陶冶情操。

（3）注意起居：秋季温差变化较大，气温偏低，风寒邪气极易伤人，加上中老年人抵抗力和适应能力降低，尤易患感冒、上呼吸道感染、肺炎、肺心病，甚至发生心衰而危及生命。因此应注意不要着凉，有条件的可坚持用冷水洗脸、擦鼻，以提高耐寒防感冒能力。

（4）重点防范：秋季的特殊气候，极易引发"秋燥咳嗽"、感冒、慢性支气管炎、胃病、风湿病、哮喘及心脑血管疾病等。因此，中老年人须结合自身体质情况，积极控制原发性疾病，警惕秋季易发病的发生。

⊙秋日三阶段，不能一概而论⊙

一般来说，秋季养生应该分为初秋、中秋和晚秋三个阶段。

1 初秋

初秋之时，欲食之味宜减辛增酸，以养肝气。古代医学家认为，秋季草木零落，气清风寒，此时宜进补养之物以生气。《四时纂要》中说："取枸杞浸酒饮，耐老。"

2 仲秋

仲秋炎热，气候干燥，容易疲乏，此时应多吃新鲜少油食品。其次，应多吃含维生素和蛋白质较多的食物。现代医学认为，秋燥症应多吃富含维生素A、B族维生素、维生素C、维生素E的食品，如胡萝卜、藕、梨、蜂蜜、芝麻、木耳等，以养血润燥，提高抗秋燥、抗病能力。

3 晚秋

晚秋季节，心肌梗死发病率明显增高。此时，日常饮食中要注意多摄入含蛋白质、镁、钙丰富的食物，既可有效地预防心脑血管疾病，也可预防脑血管意外的发生。切忌进食过饱，晚餐以八分饱为宜。晨起喝杯白开水，以冲淡血液。日间多喝淡茶，坚持每天喝两三杯茶水，对心脏有保健作用。

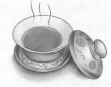

◦秋凉乍寒，"冻"亦有方◦

"秋冻"是古往今来都十分强调的一种养生方法，意思是说，虽然到了秋凉时节，但也不必忙于添加衣服，可以有意识地"冻一冻"。

"秋冻"能保证机体从夏热顺利地过渡到秋凉，提高人体对气候变化的适应能力与抗寒能力，激发机体逐渐适应寒冷的环境，对疾病，尤其是呼吸道疾病的发生起到积极的预防作用。而且，这一冻，还可以避免因多穿衣而导致的体热出汗、汗液蒸发、阴津伤耗、阳气外泄，顺应了秋天阴精内蓄、阳气内敛的养生需要。

值得中老年人注意的是，"秋冻"看似简单，但如何"冻"得合理、"冻"得适时、"冻"得健康，也大有学问。

初秋暑热未消，还时不时地有几场"秋老虎"光临，虽然气温开始下降，却并不寒冷，是开始"秋冻"的最佳时期，最适合耐寒锻炼，无须急忙加衣，并可适当延长秋冻的时间。但是夜间入睡一定要注意盖好被子。秋天夜晚的寒气与夏夜的凉爽不同，人体在睡眠状态很容易感受风寒。

在日夜温差变化较大的晚秋，则切勿盲目受冻。晚秋常有强冷空气侵袭，以致气温骤降，此时若一味强求"秋冻"，不但对健康无益，而且对健康还有害，容易引发呼吸道和心血管疾病。此时应随时增减衣服，以防感冒。

就身体而言，体质较好的中老年人适合多行"秋冻"。抵抗力较弱的中老年人，自身调节能力差，遇冷抵抗力下降，御寒能力减弱，身体很快就会发生不良反应，诱发急性支气管炎、肺炎等疾病，所以应注意随气温变化而添加衣服。有慢性疾病的病人也不宜进行"秋冻"，尤其是患有慢性支气管炎、支气管哮喘、冠心病、高血压者。寒冷刺激会使支气管和血管痉挛收缩，导致患者旧病复发，引发哮喘、心绞痛、心肌梗死和中风等疾病。

"秋冻"不仅停留在穿衣上，适当锻炼对增强体质也极有好处。但无论何种活动，都要注意一个"冻"字，切勿搞得大汗淋漓，以防寒气通过因为排汗而扩张的表皮毛孔进入身体。当周身微热，尚未出汗时，即可停止。如果决定进行冷水浴锻炼,应坚持整个秋天,不要间断。

⊙金秋十月,六类疾病多预防⊙

金秋十月,天气转凉,昼夜温差加大,是多种疾病的高发期。中老年人由于脏器老化,功能减退,适应性差,抵抗力弱,更易发病。因此,要重视疾病预防。

① 伤风感冒

从 10 月下旬开始,由于气温下降,患伤风感冒的老年人将增多。研究认为,在气温下降和空气干燥时,流感病毒的致病力增强。当环境气温低于 15℃时,中老年人上呼吸道抗病力则下降。可见,着凉是伤风感冒的重要诱因,中老年人要适时更衣,加强锻炼,增强体质。

② 中风

研究认为,10 月末至 11 月初是高血压病发作的第一个高峰期,据临床统计,90% 以上的中风病人有高血压病史。由于此时正是气温低、气压高的阶段,所以中风病人会明显增多。因此,预防中风,要重视高血压等原发病的治疗,做好家庭急救与护理。

③ 胃病复发

据临床统计，10 月份是慢性胃炎和胃、十二指肠溃疡病复发的高峰期。主要原因是，气温下降，人体受冷后血液中的组胺酸增多，胃酸分泌增加，胃肠发生痉挛性收缩，抵抗力随之下降，导致胃病复发。因此，老年人日常膳食应温软易消化。

④ 老年慢性支气管炎复发

10 月份，随着天气转凉，老年人容易引起上呼吸道感染。据统计，老年慢性支气管炎病人感冒后 90% 以上导致急性发作。因此，要注意采取综合措施，积极预防感冒；还要科学调理饮食、合理药物防治，改善老年人居室环境，避免烟尘污染，保持室内空气流通、新鲜。

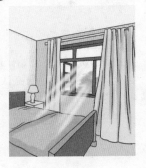

⑤ 哮喘病复发

哮喘病患者对于 10 月份的气温、湿度等气象要素的变化极为敏感，而抵抗力弱容易引起上呼吸道感染而诱发哮喘。另外，食物和空气中的过敏物质大量增加也是该病易发的重要原因。因此，首先要弄清引起老年人哮喘发作的致敏源，尽量避免与之接触。

⑥肺炎

临床资料表明，在10月份中老年人肺炎的发病率和死亡率一般会骤然增高。中医认为，这是秋燥伤肺所致，具有起病隐匿、症状不典型、病情变化快、并发症多、死亡率高的特点。因此，要早发现、早治疗、早预防。

◎寒冷冬令，保养六宜◎

（1）宜多食粥：冬季饮食宜温热，晨起应多食热粥，特别是羊肉粥、糯米红枣百合粥、八宝粥、小米牛奶冰糖粥等。

（2）宜早入睡：冬日阳气肃杀，夜间尤甚，易侵袭人体，故应早卧迟起，早睡以养阳气，迟起以固阴精。即使坚持早晨锻炼，也要稍比春夏晚起。

（3）宜防疾病：冬季寒冷多变的气候，易诱使慢性病复发或加重，如支气管哮喘、慢性气管炎、支气管扩张等，还易刺激心肌梗死、中风的发生，使血压升高，溃疡病、风湿病、甲亢、青光眼等症状加剧。因此，中老年人在冬季应注意防寒保暖，特别是避免大风降温天气对机体的不良刺激。

（4）宜水量足：冬日虽排汗、排尿减少，但大脑与身体各器官的细胞仍需水分滋养，以保证正常的新陈代谢，使皮肤润滑，更有弹性。一般每日补水不应少于 2000 毫升。

（5）宜多锻炼：冬季不可整天躲在室内，在力所能及的情况下应坚持每天锻炼，这对增强体质、防病保健大有裨益。

（6）宜多呼吸新鲜空气：冬季中老年人 70% ～ 80% 的时间在室内度过，而冬季室内空气污染程度比室外严重数十倍，切不可多人长时间待在封闭陕小空间内玩乐，应注意常开门窗通风换气，或在室内放一台小型高效负离子发生器，以清洁空气，健脑提神。

◇冬寒抗病的五个小窍门◇

① 常喝白开水

冬天气候干燥，中老年人极易缺水，常喝白开水，不但能保证机体的需要，还可起到利尿排毒、排出废物之功效。

② 常喝枣姜汤

用大枣 10 颗、生姜 5 片煎茶，每晚服用一次，能起到增强中老年人的抗寒能力，减少感冒及其他疾病的作用。

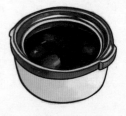

③ 坚持冷水洗脸

可增强中老年人耐寒、抗病的能力，起到预防伤风、感冒之目的。

④ 床头常放柑橘或薄荷油

柑橘性温，散发出来的强烈气味可祛除病毒。床头摆柑橘，可预防上呼吸道疾病；睡前吃几瓣橘子，能化痰止咳。

用薄荷油一小瓶，置于枕头边，用漏气的瓶塞盖好，让薄荷气体慢慢散发，也有治头痛、鼻塞之功效。

⑤ 夜卧桑菊枕

冬桑叶和秋菊可清目醒脑治感冒，用其做枕芯，能使中老年人头脑清晰，入睡适意，也能防治感冒。

◦纠正中老年冬养的六个错误观念◦

错误观念一：戴口罩可以抵挡寒气

鼻黏膜里有丰富的血管和海绵状血管网，血液循环十分旺盛，当冷空气经鼻腔吸入肺部时，一般已接近体温，所以无须戴口罩挡寒。而且人体的耐寒能力应通过锻炼来增强，若依赖戴口罩防寒，反而会使身体变得娇气，更容易感冒。

对于抵抗力差的中老年人，外出为防寒保暖可以戴围巾、手套，穿暖和一些的鞋子或垫个厚点儿的鞋垫，这些都比戴口罩挡寒更健康和实用。

错误观念二：蒙头睡觉感觉比较暖和

有些中老年人习惯把头蒙在被窝里睡觉，感觉暂时可能会暖和些，但被窝里的氧气会越来越少，二氧化碳和不洁气体却越积越多，所以蒙头大睡以后，经常会感到昏昏沉沉的，全身疲乏无力。

错误观念三：用热水洗脸感觉温暖一些

中老年人一般比较怕冷，习惯于冬季用热水洗脸，但是，冬天，人的面部在冷空气刺激下，汗腺和毛细血管都呈收缩状态，当遇上热水时会迅速扩张，热量散发后，又恢复低温时的状态。毛细血管这样一张一缩，容易使人感觉面部皮肤紧绷干燥。

因此，正确的方法是：最好能用冷热水交替洗脸，这可以逐渐加快皮肤的血液循环，还能起到如同按摩一般的作用。

错误观念四：饮酒可以御寒

数九严寒，即使平时不善饮酒的中老年人，也喜欢在和家人团圆或与朋友聚会时饮酒，觉得窗外大雪纷飞，屋内每个人都喝得暖融融的既浪漫又惬意。

事实上，饮酒后的确会使人有浑身发热的感觉，这是酒精促使人体散发原有热量的结果。但酒劲过后，因大批热量散出体外，反而会使人浑身起鸡皮疙瘩，导致酒后寒。而且，如果刚喝过酒就出门，更容易因外冷内热引起感冒着凉。

错误观念五：进门马上烤火取暖

从寒冷的室外回来，手脚冻得冰凉，很多中老年人习惯马上把手脚放到暖气上或在火炉边取暖，这样其实会造成更严重的冻伤。这是因为,手脚在长时间受凉后,血管收缩,血流量减少,此时,如果马上近距离取暖,会使血管麻痹、失去收缩力,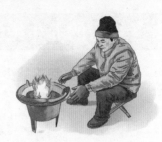出现动脉瘀血、毛细血管扩张,渗透性增强,局部瘀血,更容易形成冻疮。

正确的做法是:冰冷的手脚只能轻轻揉搓,使它们慢慢恢复正常温度。

错误观念六:皮肤干燥瘙痒,不得不抓挠

冬天的干燥多风很容易使中老年人皮肤上的水分快速流失,缺水的肌肤也就经常会起皮屑和发痒,而对付皮肤瘙痒,很多中老年人习惯用手去挠,但这样做却更会刺激原本已经很干燥的皮肤,使脱屑情况加重,甚至引起皮肤继发感染。

正确的方法应该是:多喝水,多吃新鲜蔬菜、水果,少吃酸辣刺激性强的食物,少饮烈性酒;勤洗澡,可以在洗澡时用滋润功效强的浴液,并在洗澡后身体皮肤上的水分未干时抹些润肤乳液。

老祖宗的养生绝学

◦少什么都不能少了"元气"◦

元气，指人体的内气、大气、真气。现代医学证实，"气"是人体的一种物质，作用于新陈代谢。

一个人元气的强弱，一方面取决于先天遗传基因，比如父母的健康状况、胎儿的孕育过程等；另一方面取决于后天的保养和锻炼。其中，后天因素起决定性作用。

一个人在生命进程中，其身体元气不可能始终如一，遇到灾病就会伤害元气，乃至随着年龄的递增，老年人的元气会逐渐减弱。而老年人如何尽可能地恢复和保持元气，尽管各人情况不同，但不外乎三个途径：

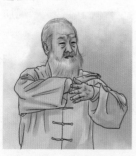

（1）要"内气"畅通：即加强心理素质的锻炼；克服"忧气"，切莫忧伤过度，以保持豁达的心境；克服"燥气"，消除不安情绪，做到心平气和；克服"闷气"，设法释放或缓解；克服"怒气"，发怒使人伤肝，

加快心率，气阻色凝。总之，不管哪种"气"，淤积于胸都会有损健康。

（2）要"外气"辅助：主要通过形体锻炼，增进"内气"生成，如按摩、导引、拳术、气功等。按摩，即循行一定的经穴，用按压、揉摩、捏推等手法作用于人体；导引、拳术是让四肢百骸做各种屈伸俯仰运动；气功则是将内气运行于身体各部位，从而达到疏通经络、理气抗病的效果。

（3）采用药物：也是恢复与强化元气的一条捷径，尤其是传统中药，许多药理成分可以达到舒筋活血、顺气生精的神奇功效，可谓采万物之灵气来滋养人体之元气。

⊙养生"九字诀"，不学就是损失⊙

一德。明代养生家吕坤说："仁可长寿，德可延年，养德尤养生第一要也。"

二字。宋代文学家苏东坡认为，生在于"安""和"二字。"安"即静心，"和"即顺心，"安则物之感我者轻，和则我之应物者顺"。

三戒。孔子曰："君子有三戒。少之时，血气未定，戒之在色；及其壮也，血气方刚，戒之在斗；及其老也，血气既衰，戒之在得。"

四法。明代医学家万密斋指出："养生之法有四：

一曰寡欲，二曰慎动，三曰守时，四曰却疾。"

五知。宋代周守忠说："知喜怒之损性，故豁情以宽心；知思虑之销神，故损情而内守；知语烦之侵气，故闭口而忘言；知哀乐之损寿，故抑之而不有；知情欲之窃命，故忍之而不为。"

六节。明代医学家江绮石说："节嗜欲以养精，节烦恼以养神，节愤怒以养肝，节辛勤以养力，节思虑以养心，节悲哀以养肺。"

七食。清代养生家石成金指出："吃食之法，大略饭食宜多，肉类杂味宜少；食宜早些，不可迟晚；食宜缓些（缓缓地咀嚼），不可粗速；食宜八分，不可过饱；食宜淡些，不可厚味；食宜温暖，不可寒凉；食宜软烂，不可坚硬；食毕再饮茶两三口，漱口齿，令其净。"

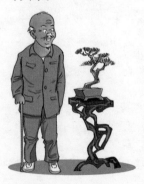

八乐。石成金的"八乐"是：静坐之乐，读书之乐，赏花之乐，玩月之乐，观画之乐，听乐之乐，狂歌之乐，高卧之乐。

九思。孔子曰："君子有九思：视思明，听思聪，色思温，貌思恭，言思忠，事思敬，疑思问，忿思难，见得思义。"

◦十二时辰养生◦

（1）卯时（5～7时）：见晨光即披衣起床，叩齿300次，转动两肩，活动筋骨，然后将两手搓热搓鼻两旁、熨摩两目六七遍，将两耳揉卷五六遍，再以两手抱后脑，手心掩耳，用食指和中指击脑后24次，然后去室外打太极拳或练其他导引术。

（2）辰时（7～9时）：起床健身后饮一杯白开水，用木梳梳头百余遍，有醒脑明目的作用。洗脸漱口，吃早餐。早餐宜食粥，宜淡素，宜饱。饭后徐徐行走百步，边走边以手摩腹，中老年人脾胃虚弱，轻微活动和按摩腹部可促进肠胃蠕动、增强消化。

（3）巳时（9～11时）：或读书，或理家，或种菜养花。疲倦时即闭目静坐养神，或叩齿咽津数十口。不宜高声与人长谈，因为说话耗气，中老年人本来气弱，所以须"寡言语以养气"。

（4）午时（11～13时）：午餐应美食，不是指山珍海味，而是要求食物暖软，不要吃生冷坚硬的食物。只吃八分饱。食后用茶漱口，涤去油腻，然后午休。

（5）未时（13～15时）：或午眠，或练气功，或邀友弈棋，或看报浏览时事，或做家务。

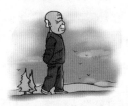

（6）申时（15～17时）：或读名人诗文，或练书法，或去田园绿地散步，或观落霞。

（7）酉时（17～19时）：晚餐宜早、宜少，可饮酒一小杯，不可至醉。餐后漱口，涤去饮食之毒气残物，以利口齿。用热水洗脚，有降火、活血、除湿之功效。

（8）戌时（19～21时）：轻微活动后安眠，"睡如弓"。先睡心，后睡眠，即睡前什么都不想，自然入睡。

（9）亥时、子时（21～1时）：安睡以养元气，环境宜静，排除干扰。"睡不厌蹴，觉不厌舒"，即睡时可屈膝而卧，醒时宜伸脚舒体，使气血流通，不要只固定一种姿势。

（10）丑时、寅时（1～5时）：为精气发生之时，人以精为宝，宜节制房事，但也不宜强制。

◦ 行之有效的"十六宜" ◦

（1）面宜多搓：两手搓面，可使面部血液通畅，面色红润有光泽。

（2）发宜多梳：用十指或梳子梳头发，可以使头脑清醒，消除疲劳。

（3）目宜常运：闭目，双眼球左旋右转各四遍，闭目片刻，忽大睁开，可清肝明目。常做眼保健操也有同样的作用。

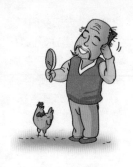

（4）耳宜常拧：以两手掩耳，低头仰头 5 ~ 7 次，能使头脑清静，摒除杂念，并能除头晕之疾。

（5）齿宜常叩：每天清晨睡醒之时，叩齿 36 遍，可使牙齿坚固。

（6）口宜常闭：每日经常闭口调息。舌舔上腭，呼吸均匀和缓，可使人体气和通畅，津液自生。

（7）津宜常饮：平时口中有津液（唾液），应随时咽下，可健脾胃，助消化。

（8）肛宜常提：随鼻吸气，经常做提肛动作，稍停，即缓慢呼气，常做有益健康防病。

（9）心宜常静：经常保持头脑清静，摒除杂念，可调气养神。

（10）神宜常存：经常保持神志安宁，情绪舒张，不过度思虑，无烦恼忧愁，保持乐观开朗情绪，可少生七情之患，使身心健康。

（11）背宜常暖：背部为肾脉之所居，是膀胱经之所在。人感受的风寒,多从背部开始,保持背部温暖,可以预防感冒,固肾强腰。

(12)腹宜常摩:进食后用手摩腹,可助消化,治疗腹胀、便秘。

(13)胸宜常护:经常用手按摩胸部,可宽胸理气,增强心肺功能。

(14)囊宜常裹:以两手紧兜外肾(阴囊),闭口调息,可养肾气,固肾强腰。

(15)言语宜少:多言则耗气,缄默则养气,故言不宜过多。

(16)皮肤宜常干沐:两手搓热,常搓擦周身皮肤,状若沐浴,可使周身气血通畅,舒筋活血。

经得起检验才是好方法

◎日常勤看"生物钟"◎

生物钟又称人体生物规律,如果中老年人的一切活动都与生物钟的运转合拍、吻合,就能够延年益寿,这就叫生物钟养生法。

(1)最佳起床时间:早晨 5~6 时是人体生物钟的"高潮",体温升高,此时起床会全身轻松,精神爽快。

（2）**最佳晒太阳时间**：以上午 8 ~ 10 时和下午 4 ~ 7 时为宜。此时日光以有益的紫外线 A 光束为主，可使人体内产生维生素 D，从而增强人体免疫力和防止骨质疏松的能力，并减少中老年人动脉硬化的发生。

（3）**最佳开窗通气时间**：以晨起太阳升起时、上午 10 点、下午 3 点为佳，因此时空气中尘埃少，空气中含氧量最高。

（4）**最佳用脑时间**：上午 8 时大脑具有严谨周密的思考能力，上午 10 时精力充沛，下午 2 时反应敏捷，晚上 8 时记忆力比较强。大脑的推理能力在白天 12 小时内逐渐减弱。

（5）**最佳午休时间**：以午后 1 时为最佳，此时人脑的活动能力自然下降，容易入睡，消除疲劳。

（6）**最佳锻炼时间**：冬春季的早晨 6 ~ 7 时不宜锻炼，夏秋季的早晨 5 ~ 6 时空气清新，气候凉爽，是锻炼的好时机。平时上午 9 时和下午 4 时做做健身操，对健康有益，因为此时肌肉温度高，黏滞性最小，关节最灵活。

（7）**最佳洗澡时间**：晚上临睡前洗澡，能使全身肌肉、关节放松，助您安然入睡。

（8）**最佳睡眠时间**：人体生物钟在晚上 10 ~ 11 时会出现一次"低潮"。因此，最佳的睡眠时间是晚上 9 ~ 10 时。如果晚上 11 时还未入睡，那么过了 12 时入睡就比较困难了。

◦养生还须"朝三暮四"◦

早晚养生对中老年保健和某些疾病的预防有着重要作用。现代养生学认为，早晨应做好三件事，傍晚应做好四件事，为了便于记忆，姑且称之为"朝三暮四"养生法。

1 "朝三"

（1）做一套呼吸操：中老年人清晨醒来后，莫急忙起床，应先在床上做 50 次逆式呼吸。吸气时，提肛、缩阴、收腹、扩胸;呼气时，缩胸、松腹、松肛，悠长自然，一气呵成。既可吐出一夜积聚的浊气，又可获得一口清新的氧气，还能因提肛缩阴而有效防治前列腺肥大，促进尿液通畅。

（2）喝一杯温开水：起床伊始，先喝 300 毫升温开水补充夜间丢失的水分，使血液稀释，有利于预防血液黏稠和引发心脑血栓形成。

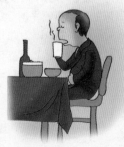

（3）吃一份水果：早饭前空腹吃一份水果，约

50克的苹果、柑橘或西红柿等,有益于补充一天中体内所需的维生素、矿物质和抗癌、抗血管硬化物质。

②"暮四"

(1)运动1小时:清晨是心脑血管病较易猝发的高峰期,潜伏着很大的危险,不如安排在傍晚做1小时散步等健身运动更安全有益,且有促进睡眠的作用。

(2)喝一杯鲜奶:鲜牛奶不仅是营养佳品,还有预防中风、补钙和预防胆结石的作用。而牛奶的最佳饮用时间和数量,是睡前喝300 ~ 500毫升。

(3)饮一杯开水:临睡前喝一杯水,可以预防夜里血液因失水而黏稠,与早晨那杯水在预防心脑梗死上的作用是相同的。

(4)来一杯葡萄酒:美国和加拿大心血管病专家最近研究发现,饮用包括葡萄酒在内的各种含酒饮料(含酒精20克),可以在最初20分钟起,使血小板血栓形成减少57%,而且其抗血栓作用可持续6小时以上。据此研究,中老年人睡前饮酒(高血压病人例外),对在夜间和清晨容易多发的心血管病有预防作用。

◎四妙法养生有奇效◎

①冥思疗法

冥思疗法能使人体产生积极的生理功能变化,如血压下降、心率减慢、血糖降低等。

具体方法是：不受任何干扰，不可半途而废；坐在舒适的椅子上，闭目入静，想 30 分钟让您非常高兴的任何事情；然后不间断地默念毫无意义的数字，大约 20 分钟，然后合眼静坐。这种疗法空腹时进行最好。

② 阅读疗法

阅读疗法是通过阅读书画报刊来治疗的一种方法。幽默的语言、精彩的情节或新鲜的趣闻都会令老年人陶醉，于是，紧张的情绪自然舒缓，因病痛所产生的焦虑明显减轻，战胜疾病的信心得以增强。此疗法对结核病、肿瘤、精神病等效果更佳。

③ 经络疗法

经络疗法是中医特有的一种疗法，主要是每天按摩身上的三个穴道：

一是合谷穴，此穴位于食指和大拇指之间的虎口部位，按摩合谷穴，对于头痛、牙痛、颈部酸痛等特别有效；

二是内关穴，此穴位于手臂内侧的手腕中央，经常按摩此穴可避免心脏病及气喘的发作；

三是足三里，位于膝盖外侧

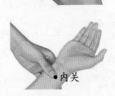
•合谷

•内关

下方，主司肠胃道等消化系统。

若能每天按摩这三个穴道两次，每次各 5 分钟，就可保证五脏六腑健康运转。

④ 指压疗法

指压疗法是以拇指掌面在患者体表皮肤上施以垂直压力作用于较深的肌肉组织，可直透至骨。操作时，一般最常用的是大拇指，施力面为手指掌面，在施力时要求平稳地下压，不可用指尖压或前后左右滑动。在脸部和腹部施以震动治疗时，则以手掌压为好。这种疗法不仅可消除疲劳，治疗一些疼痛及功能性疾病，而且还可治疗某些器质性疾病。

回归大自然，养生七情趣

（1）森林运动：中老年人常到森林或公园、绿化区度假，可防治高血压、气管炎。

（2）踏石运动：赤足在卵石道上慢跑、跳舞或跳绳，可刺激足底经络、穴位，防治肾、胃肠、肝胆、膀胱的疾病。

（3）爬行运动：无人时在家中练爬行，可防治腰椎、心血管疾病及痔疮。

（4）退走运动：在公园、广场练退步走，可治腰背痛、含胸、驼背等，锻炼平衡能力。

（5）沙浴运动：在沙滩上沙浴，可防治神经衰弱、关节炎、高血压等病。

（6）生食行为：日常搭配些可生食的蔬菜、瓜果，可防治癌症、糖尿病、维生素 C 缺乏。

（7）喊叫行为：在空旷处大声喊叫，可防治精神抑郁症、焦虑症，扩大肺活量。

⊙音乐＋运动，神奇的医学疗法⊙

① 音乐处方

中老年人在听音乐时，首先要以旋律优美清新的乐曲为最佳处方，音响应以不超过 80 分贝的轻音乐为最佳音量，在听觉上享受一种清雅宁心的感觉，并应根据每个人的不同病情、个人爱好情趣、性格特点，选择适合自己的乐曲。比如：

舒心：《江南好》《春风得意》《啊，莫愁》《蓝色的多瑙河》《意大利协奏曲》。

镇静：《塞上曲》《春江花月夜》《平沙落雁》《仙女牧羊》《小桃红》《姑苏行》。

催眠：《二泉映月》《平湖秋月》《良宵》《烛影摇红》《军港之夜》《出水莲》《春思》《绿岛小夜曲》《仲夏夜之梦》、莫扎特的《催眠曲》。

解除忧郁：《喜洋洋》《春天来了》、西贝柳斯的《悲痛圆舞曲》、莫扎特的《b 小调第十四交响曲》。

头痛：格什文的《一个美国人在巴黎》、贝多芬的《Ａ大调抒情小乐曲》。

癔症：贝多芬的《田园交响曲》、门德尔松的《仲夏夜之梦》。

神经衰弱：比才的《卡门小组曲》、李斯特的《匈牙利狂想曲》。

②运动疗法

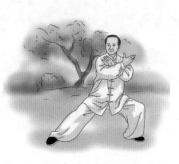

运动的最佳时间为晚饭后30分钟左右，运动以40～90分钟为宜，运动量应适度，中老年人可以在音乐的旋律中，根据自身的体质所能承受的运动程度，任意选择适合自己的运动。比如，可以静心地欣赏音乐，随节奏自由自在地运动；也可以和大家在一起伴随音乐旋律欢歌起舞；还可以一边听音乐，一边散步、练太极拳、舞剑，等等，均可自行实施。

中老年人实行音乐运动疗法，要注意应根据个人体质和欣赏水平酌情而定，在掌握好自身状况的前提下，只要是自己喜爱的音乐和爱好的运动，就随心所欲地去应用它，坚持下去定会得到意想不到的结果。

向老寿星学习

◇84 岁庄子长寿之道◇

庄子活到 84 岁，无疾而终，他的寿命比同时代的人平均寿命翻了一番多。庄子的养生之术重在养心，主要表现在下述四方面。

① 少私

庄子认为："私"是万恶之源，百病之根。一个人如果私心满腹，遇事便会斤斤计较，患得患失，思想上终日不得其安，久之必致形劳精亏，积虑成疾，疲困不堪，必"殆而已矣"。只有剔除求名贪财之心，使精神宽慰，"可以保身，可以养身，可以尽年"。心底无私的人，才能胸怀宽大志远，不计较功名利禄。生活物质"取之有道"，才能够知足常乐，心怀坦荡，必获大寿。

② 寡欲

庄子认为："人欲不可绝，亦不可纵"，纵欲必招祸染病。一个人如果抑情欲，就不会欺男霸女，损肾伤尊；节食欲，就不会谋财害命，贪吃伤身；寡权欲，就不会投机钻营，逢迎伤神。"多行不义必折寿"，只有做到知其荣、守其辱、安其身、图其志、创其业、洁身自好的人，才堪称大丈夫、伟男人。

③ 清静

庄子认为静默祛病。如果一个人终日躁动不安，思想不能逸息，定会心力交瘁，百病丛生。他提倡，凡有志于养生者，都应当磨炼自我控制的能力，要善于在纷乱的环境中保持镇

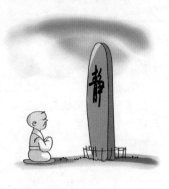

定，做到轻松自如。为此，他首创了以"头空、心静、身松"为要领的"静坐功"。

④ 豁达

庄子认为，"安时而处顺，哀乐不能入"，主张处世要乐观。他曾形象地比喻说：水泽里的野鹤，十步一啄，百步一饮，逍遥自得，悠闲自如，因而得以保生；而笼中之鸟虽然饮食充足，但有翅难飞，蹦跳不能，成天低头不鸣，无精打采，因此难以全生。一个人长期禁锢于自己设置的精神枷锁之中，必然会忧愁苦恼，"病由心起"。

◦ 85 岁陆游修身法则 ◦

宋代伟大的爱国诗人陆游历尽坎坷，饱经风霜。然而他却活到了 85 岁，且耳不聋，眼不花。陆游的许多养生诗，对现代人的修身养性亦颇有裨益。

1 心胸豁达

陆游年轻时就胸怀远大志向，尽管一生流离颠沛、穷困潦倒，也仍然是"莫厌相逢笑开口"，始终保持乐观的生活态度。

2 生活规律

吃饭"少饱则止"，饭后坚持散步，读书定时，起居有常。他提倡起床后梳头，晚上睡前洗脚，并养成了良好习惯，有诗为证："老人不复事农桑，点数鸡豚亦未忘，洗脚上床真一快，稚孙渐长鲜烧汤。

3 饮食清淡

陆游崇尚俭朴，甘于淡泊，食求清淡，"老无声色娱，戒惧在饮食"。追求"怡然气貌渐还婴，淡饭粗茶过此生。"陆游喜吃蔬菜，菜肴以素为主，芹菜、山药、萝卜等都是他喜爱的食物，在诗中称"食常羹芋已忘肉"。

陆游更以粥为养生妙品，他作诗道："世人个个学长年，不悟长年在目前。我得宛丘平易法，只将食粥致神仙。"陆游三餐皆食粥，有淡粥、菜粥和豆粥，他认为豆粥味道最好。陆游食粥之法甚为独特，他有时早晨起身后，无所事事，只管食粥，吃饱了又卧床安睡。"粥罢重投枕，灯残起读书"，便是他生活起居的写照。

④ 坚持锻炼

陆游推崇"流水不腐，户枢不蠹"的哲理，平常"整书拂几当闲嬉，时取曾孙竹马骑，朝夕小劳君会否？户枢流水即吾师。"所以，陆游年轻时就注意锻炼身体，到了老年仍坚持适度健身。坚持"不动成罴卧，微劳学鸟伸。呼童按摩罢，依壁久伸余。拳拳奉天里，坦坦息心机"。

陆游深喜按摩、学剑、气功，并获益匪浅。他坚持一天数次自我按摩；学剑几十年，48 岁时仍能"射猎深山，亲刺猛虎"；他还坚持气功锻炼。

⑤ 多劳动

陆游七八十岁时还能从事扫地、整理卧室、种草养花等力所能及的劳动，既锻炼了身体，又增添了生活情趣。他在《种百合》中说道："方兰移取遍

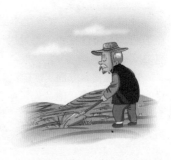

中林，余地何妨种玉簪。更乞两丛香百合，老翁七十尚童心。"

他还把每天扫地作为健身必修的一课，"一帚常在傍，有暇即扫地。既省课童奴，亦以平血气。按摩与导引，虽善亦多事。不如扫地去，延年直差易。"执帚扫地，既清洁了生活环境，又活动了筋骨血脉，这比专门按摩与导引，确实不知要胜过多少。

⊙ 101 岁药王孙思邈的养生理论 ⊙

孙思邈是我国唐代著名医学家，他长期居住在民间，研究医学，为民疗疾，采种中药，著书立说，因此，被人们尊称为"药王"。孙思邈提倡养生、食治、怡老，并身体力行活到了 101 岁，他的养生心得主要有四条。

① 食养、药治并重

孙思邈指出："安身之本必须于食，救疾之道唯在于药。不知食宜者，不足以全生；不明药性者，不能以除病。"

在饮食调养方面，他主张饮食宜清淡，少吃荤、腥，忌吃生、杂食物。他"先饥而食""食欲数而少"，认为少量多餐有益健康。同时，还把服食具有滋补和防治老年病作用的植物作为养生的措施之一。

② "常欲小劳"

孙思邈主张"养性之道，常欲小劳"，即要时常劳动、运动，但又不要"过劳"。因此他把按摩、导引、摇动肢节等全身运动作为养生的重要内容。

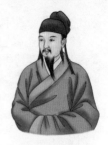

③ 抑情节欲

孙思邈认为情欲过度是罹疾早衰的重要原因之一，提倡要做到"十二少"，即"少思、少念、少欲、少食、少语、少笑、少愁、少乐、少事、少怒、少好、少恶行"，其中"少欲""少食""少怒"等都是与现代养生观念相符合的。

④ 重视环境居处

在居住方面，孙思邈强调要"背山临水，气候高爽，土地良沃，泉水清美"，"山林深处，固是佳境"。事实上，不少"老寿星"都是出自山深水秀、鸟语花香、空气清新、环境幽雅之处。在住室方面，孙思邈认为"但令雅素洁净，无风雨暑湿为佳"。

⊙94 岁的齐白石老人七戒养生⊙

绘画大师齐白石老人寿高 94 岁，是因为他一生恪守保养身体的"七戒"：

（1）戒饮酒：白石老人深知饮酒有害健康，除偶尔饮少量葡萄酒外，平时从不饮酒。

（2）戒空度："人生不学，苦混一天。"白石老人每天早饭后开始作画，一幅画一般约需 1 小时，作画时精力非常集中，有时力气用得大了，手中的笔能把宣纸都黏了起来。吃完午饭他会午睡 1 小时，起来后继续作画。

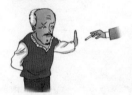

（3）戒吸烟：白石老人不吸烟，亦不备烟。

（4）戒懒惰：白石老人坚持自己料理生活，补衣、洗碗、扫地等，都亲自去做。白石老人身上保留了许多劳动人民的优良本色，每天天不亮就起床，先去自家的菜园里除草、施肥。每当虾蟹上市时，他都自己去买，作为创作素材。

（5）戒狂喜：白石老人的画经常获大奖或被选入国际画展，但他只隐乐于心，平静坦然，毫无常人的狂喜之态。

（6）戒空思：空思，即思想杂乱无章地忆旧，不能自制。白石老人作画时总是一心扑在画的构思和意境上，夜晚即入睡，从不空思闲度。

（7）戒悲愤：白石老人处世悠然，既不大喜过望，也不大悲大泣。除北平沦陷于日寇之手时，曾一度悲愤外，从不为个人失意而唱叹气恼，始终保持平静乐观的人生态度。

第二章

心病才是
最可怕的病

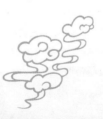

心病还须心药医

⊙人到老年要认老，但不要服老⊙

人人都希望青春永驻，但岁月是无情的，随着时间的推移，对任何人来说"衰老"都是迟早要面对的。可是，很多老人却往往存在着这样一种"矛盾心理"：明明已经感觉到"衰老"的来临，可有时候却又偏偏不承认自己的衰老。

其实人到老年应有自知之明，知老认老，但是，这并不意味着生活之弦就可立即松弛，以致整日哀叹自己"老了，不中用了"，然后把青年时代的一些兴趣爱好弃之一旁，社交活动也相对减少，甚至放弃自己的理想和追求。实际上，这种精神上的衰老会进一步加速生理上的衰老，使人很快变得老迈、衰颓。

老年人多多参与社会生活，不仅可以增加经济收入，而且，最重要的是，可以增加安全感，增强自信心，是一种精神享受。所以，老年人如果有发挥余热的机会，切不可放弃，不要总觉得自己已经没用了，应尽量争取

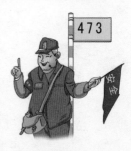

多做一点儿事情，证明自己并不是社会和家庭的累赘，也并不是在"拖日子""等报到"。

总之，人到老年，在精神上既要认老，又要不服老，要让自己的日常生活更充实，让自己的精神世界更富有诗意！

——◦勇于走出封闭，和孤独说"拜拜"◦——

老年期的孤独感除了与老年人本身的年龄和性格有着密切关系外，还受三个因素的直接影响。

心理因素

老年人的生活节奏比较慢，活动内容比较单调，因此常会在头脑中出现"空白"。由于自己跟不上时代的步伐，便会产生一种被摒弃、被隔绝在沸腾生活之外的冷落感觉。随着年龄的增大和周围熟悉的亲朋好友的相继去世，这种感觉会越来越甚。

家庭因素

老年人对自己在家庭中地位的急剧或缓慢的降低，表现出特有的敏感性，一旦有所觉察，很快便会产生一种"家庭也不需要我了"的自卑心理。遇上子女不孝敬的，则更易增加老年人的孤独感和悲伤感。

社会因素

由于目前我国的社会福利制度尚不够健全，尤其缺乏专供老年人娱乐、消遣的设施，以及为老年人设立的心理保健服务机构，使得因各种原因而无法挽留子女在身边的老年人，尤其是丧偶老年人经常与孤独做伴。

但实际上，孤独感并不一定是老年人不可摆脱的命运，只要老年人主动走出封闭空间，还是可以有效地防止和克服孤独感的。

①多多接触社会，保持广泛的社会关系，利用自己的一技之长，助公为民，发挥余热，在证实自己社会存在价值的同时，促使心理平衡，重建自信。

②加强学习，促进交流，如参加"笔友会""读书会""交流会"等活动，可促使老年人焕发青春。

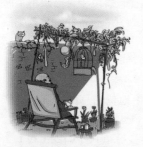

③修身养性，陶冶情操，如养花、钓鱼、集邮、结伴郊游、欣赏音乐戏曲、学习琴棋书画等，都可减少老年人的孤独感。

④培养幽默感，多听相声、小品等，学习用幽默方式对待烦恼，有利于排遣孤独感。

⑤创造和睦、亲善的家庭气氛，主动缩小自己与儿女间代沟，对孙辈慈爱不放纵，与老伴濡沫相敬，

共同排遣寂寞。

◦ 远离抑郁，谨防"心理感冒" ◦

在所有心理障碍中，抑郁症是最常见的一种，所以有人称此为"心理感冒"。此病在老年人中较为普遍，据不完全统计，在 60 ~ 70 岁的老年人中，抑郁症的发病率约占 50%。

要识别老年抑郁症并不困难，只要发现老年人具有持续 2 周以上的抑郁、悲观、焦虑情绪，并伴有下述 9 项症状中的任何 4 项以上者，都可能是老年抑郁症。这 9 项症状包括：

①对日常生活丧失兴趣，无愉快感。

②精力明显减退，无原因的持续疲乏。

③动作明显缓慢，焦虑不安，易发脾气。

④自我评价过低、自责或有内疚感，严重感到自己犯下了不可饶恕的罪行。

⑤思维迟缓或自觉思维能力明显下降。

⑥反复出现自杀念头或行为。

⑦失眠或睡眠过多。

⑧食欲缺乏或体重减轻。

⑨性欲明显减退。

老年抑郁症是一种常见病，而且研究已证实，抑郁和大脑神经质——五羟色胺的缺乏有直接关系。因此，患了抑郁症并不可怕，只要在专科医生指导下，接受及时而正确的药物（如百忧解）治疗，提高大脑五羟色胺的浓度，一般都能很快康复。同时，家庭和社会的支持对其病症的转归、防止复发也会起到不可忽视的作用。

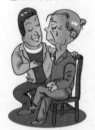

进行抑郁症的治疗固然重要，但更重要的是早期预防。

首先，要增加家庭成员之间彼此的理解和尊重，多进行心理沟通。老年人从工作岗位上退下来以后，接触社会的机会自然减少，更多地接触就是家庭成员，因此更应搞好这个小天地中的人际关系，其中有老夫老妻之间的关系，也有父与子、婆与媳等关系，互相要多谦让，多谅解，子女更应理解老人的性格，尊重老人的爱好和习惯，合理地安排老人的衣食住行，帮助老人适应新的环境。

其次，老年人要主动消除孤寂，参与社会，多进行社会接触，要让每天的生活都过得丰富多彩。

再次，老年人的眼光要向前看，而不要总是回忆过去，特别是回忆那些愉快或痛苦的往事。

最后，老年人大多气血不足，五脏俱虚，要多参加一些健康有益而又力所能及的体育活动，增强体质，并在运动中放松情绪，忘掉是非，忘掉烦恼，使自己的心情轻松，怡情适意，驱散导致抑郁的紧张和焦虑。

◇老伴离世之后◇

俗话说"少年夫妻老来伴"。倘若有一方"先走一步"，必定会给另一方在精神上造成巨大的创伤，甚至会使其丧失继续生活下去的信心和勇气。

① 丧偶老人经历的三个阶段

（1）自责：与老伴洒泪告别之后，总觉得对不起逝者，甚至认为对方的死自己负有主要责任，于是精神恍惚，心理负担沉重，吃不下饭，睡不好觉，在言行上还会出现一系列反常现象。

（2）怀念：老伴逝世后，生者在剧烈的情感波涛稍稍平息之后，会进入一个深沉的回忆和思念阶段，在头脑中经常出现老伴的身影，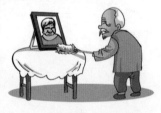
时而感到失去他（她）之后，自己是多么凄凉和孤寂。

（3）恢复：在亲朋好友的关怀和帮助下，生者终于领悟了"生老病死乃无法抗拒的自然规律"这个道理。最终，理智战胜了感情，身心渐渐恢复了常态，从而以坚强的毅力面对现实，开始全新的生活。

② 丧偶老人的心理调适

老年人为了能够顺利度过这三个阶段，适应新的生活环境，消除心灵上的悲痛阴影，在老伴过世后，应及时进行正确的心理调适：

（1）尽情宣泄：欲使自己尽快从悲痛的氛围中解脱出来，不妨通过各种方式尽情地宣泄一番，如在亲人挚友面前号啕大哭一场，也可将自己的眷恋怀念之情，用诗文、书信或日记等形式写出来，以抒发胸怀并作为永久的纪念。

（2）转移注意力：要设法转移自己的注意力，可以到亲朋处小住一段时间，更重要的是走出封闭空间，多接触外面的世界，多参加有益的文体活动。只要生活的视野开阔了，精神上的痛苦也就会随之淡化和消失。

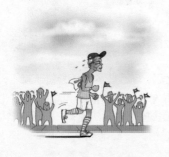

（3）乐观生活：生者对老伴最好的寄托和思念，应该是悟透人生的哲理，勇敢地挑起社会和家庭的重担，迎着火红的夕阳，坚强、乐观地生活下去。

中老年人的心灵"鸡汤"

◎中医的心理养生五原则◎

① 修养德行

养德或称养性，有助于增强理智，对于中老年人控制过度欲念和不良情绪的产生，可谓是最根本的措施，所以古代医家、养生家均强调"养生莫若养性"。

古人言养德，着重强调仁礼、性善、知足、忍让等方面。对于中老年人来说，还有一个如何发挥余热，在继续做贡献的过程中，使自己的精神有高尚的寄托和体现社会作用的问题。此外，修德养性，绝非一朝一夕之功，不能"及老方行"，而是要"自幼习之"。

② 调和七情

七情，即喜、怒、忧、思、悲、恐、惊七种情志变化。过激的七情，是使老年人折寿的大患，会直接影响相应的内脏，使脏腑气机逆乱，气血失调，从而导致各种病症的发生。

中老年人肝血虚衰，神气虚怠，性急易怒，怒则气逆而肝伤，疏泄太过，肾失闭藏，暗耗肾精，因此老年人易怒为害尤烈，古人特列为"首忌"。

次忌忧郁。中老年人多郁、多虚，虚可致滞，郁更可致滞。气滞则血瘀，郁久能化火、生痰，故易罹患心痛等病。

另外，中老年人进食前后，必须保持心情愉快，"怒后不可便食，食后不可便怒"，否则有伤脾胃。文体活动内容亦应有利于中老年人心理卫生，举凡戏剧、音乐、文艺及视听节目等，可能引起中老年人伤感、激动或触景生情者，均非所宜。

③ 定安居处

古代养生学家很重视自然环境、卫生条件以及居室陈设、人事环境与中老年人身心健康的关系。孔子提出"里仁为美"，意即要选择道德修养好的人为邻居。不同地区的气候、地理及风俗习惯等对中老年人的心理都会有很大的影响，故老年人迁居宜持慎重态度。

④ 综合调理

古人养生，注重静神、动形、固精、调气、食养、药饵等诸法综合运用，对中老年人身心之益尤显突出。

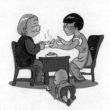

⑤ 提倡敬养

从中老年人心理卫生角度而言，应以加强尊老、敬老、养老观念为根本，以"敬而养之""寓敬于养"为要务。老人寿日，年轻人应通过简朴、节约的方式，表示祝贺；而发自内心的真诚关怀，随时问寒问暖，了解和解决老人的生活起居、心情、困难等多方面的问题，更有利于其身心健康。

◎排除不良情绪有四法◎

"笑一笑，十年少；愁一愁，白了头。"从某种意义上讲，不良情绪是影响人长寿的一个致命杀手。中老年人保持良好的心境，可以有效地防止心理衰老。

中老年人排除不良情绪的方法如下：

⒈ 转移遣忧法

这种方法包括情绪转移和环境转移。

情绪转移指中老年人在忧愁烦恼时，可参加一些有兴趣的活动，如听曲调优美、舒畅的音乐，以排遣心中的忧闷，使不良的情绪得以转移。

环境转移，是指中老年人离开或回避令自己悲忧的环境和场所。开辟新的生活天地，是使情志得以调节的好方法。

⒉ 疏导排泄法

当不良情绪处于萌芽状态时，中老年人应主动找知己朋友宣泄积郁心中的忧伤愤怒之事，一吐为快，并可得到同情、安慰和劝告。

⒊ 乐天自足法

中老年人要有"大肚能容天下难容之事"的雅量，

淡泊名利，不因失意而苦闷。知足
可以使老年人心安，坦然面对人生，
安度晚年。

④ 暗示法

中老年人可以通过自我暗示的
方法疏导心里种种不快之事，暗示
自己有乐观向上的应变能力，有消
除不平之事的心，从而保持心理上的青春常驻。

◎保持心态平衡的六个方面◎

生活本身就充满了矛盾，中老年人若是因而生闷
气，发牢骚，不仅对身体健康十分不利，还很容易发
生意外情况，所以，中老年人应有自控能力，学会如
何保持心态平衡。

① 目标

中老年人要不服老，老有所为，就要有远大的生
活目标。但也不要对自己过分苛求，要把目标和要求
定在自己力所能及的范围内。要树立长寿的信心，学
习、生活有计划、有要求，一步一个脚印去做，使晚
年生活过得充实而有趣。

② 奉献

在有生之年，应继续发挥余热，享受继续奉献的
乐趣。生活中要助人为乐，不仅可以证实自己存在的

价值，更可获得珍贵的友谊。不要处处与人竞争，与人相处要以"和为贵"。

③ 期望

对子女、对他人期望不要过高，否则，期望变成失望，会带来不必要的痛苦。对子女的事不要什么都管，要"因势利导""顺其自然"，时刻牢记"知足者常乐，能忍者自安"的名言。

④ 沟通

遇到烦恼要向家人以及亲朋好友倾诉，沟通信息，敞开心扉，以便取得帮助。如聊天、参加健身活动、外出旅游，都可以充分获取人间真情和欢乐。沟通是理解的桥梁，容易赢得心灵的贴近。

⑤ 自控

遇事一定要冷静，即使是不顺心的事，也要保持冷静，三思而后行，将不良情绪的惊涛骇浪清醒而理智地引向平衡的彼岸。生活经验证明，不生气、不上火是保持心理平衡的最佳法宝。

⑥ 放松

注意培养自己有益身心健康的兴趣爱好，比如，打打门球，听听音乐，下下棋，跳跳舞，多参加一些文体活动，心情自然舒畅，对保持中老年人的心态平衡有益无害。

·气大伤身，防怒制怒必须到位·

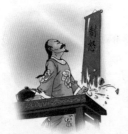

中国有一句谚语：气大伤身。古今中外，因动大气而得病身亡的例子大有人在：《三国演义》中"文武筹略，雄姿英发"的周瑜，就是因为好生气发怒，被诸葛亮连气三遭，吐血殒命；现代英国著名化学家亨特也是在一次医学会上被人顶撞，大动肝火，而导致心脏病发作当场死亡。

人在生气时，生理上会产生一系列变化，功能失调，肝气横逆上升，气血上涌，导致心跳加快，血压升高，甚至引起心血管破裂而猝死。人盛气之下罹病与殒命的机理就在于此。因此，古今中外的养生学者告诫人们：生气，是养生之大忌；宽心，则是长寿的核心。

人到老年，从工作岗位上退下来，思想上、生活上、习惯上和人际关系上，都会产生一时的不适应，遇强刺激时很容易发怒，这是事实。但另一方面，人到老年，体质衰退，最经不起折腾。那么，如何克服这一矛盾呢？

第一是防怒，就是杜绝致怒的因素。

影响愤怒的因素，有生理性的，如"人困则多怒""人疾则气躁"，这类怒，往往误会者多，过后也后悔；有心理性的，如受辱气不顺时的发怒，这类怒，多形于内，对身心最为不利。

因此，老年人要防怒必须从认清自我入手，做"现在"的主人，适应新的状况，不做"过去"的奴隶。须知：留恋过去就等于忽视现在，是自寻烦恼。

第二是制怒，就是克制愤怒来临时的骚乱。

（1）学会容忍：正如俗语所说"大肚能容，容天下难容之事；开口便笑，笑世上可笑之人。"老年人既要讲原则，更要宽宏大量。

（2）懂得自反：百怒之源，起之于辱。老年人不妨反躬自问：自己是否有被辱之处，善意者不应谈怒，恶意者不值得怒。被疯狗咬，向疯狗发怒又有什么用呢？

（3）善于自解：首先要远离引起不愉快的现场，可以到外面走走，看看美景，散散心；如果引退困难，就要克制自我，举手时先伸缩指头 10 下，开口时先转绕 10 圈舌头，其气就算是全消不了，亦去了大半。

中老年人精神异常的四种"信号"

有些中老年人会因为精神抑郁、环境影响或因某种疾病而导致精神异常。但是，从他们露出精神异常的蛛丝马迹到病情严重还有一段过渡时间，如果不能及时发现症状信号，就很容易使部分患者丧失及早治疗的良机。

常见的老年精神异常信号有以下几种：

（1）怪：指行为、语言、生活习惯等明显改变，出现一些怪异现象。一些患者由于精神因素影响，还会出现虚幻、怪异的听觉。

（2）疑：即无中生有或认为同事、邻居、亲属等对其迫害。有的病人还会认为他人嫉贤妒能，从而与别人结怨为仇。

（3）懒：是一种与其本人一贯表现不相符合、超乎常情的病态，表现为不愿料理生活、不更换衣服、不打扫卧室、不愿走亲访友、不喜欢与人交谈，懒于参加一切社会活动。

（4）呆：表现为呆滞少动、反应迟钝、动作缓慢、言语吞吐。有的病人生活起居被动，常较长时间坐着、站着或躺卧，常独自闭门、足不出户。

上述种种信号，在中老年人身上可单独出现也可同时并存，关键是要早发现，早治疗。

第三章

会吃会喝，健康长寿跑不了

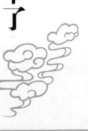

饮食必须"遵章守法"

◎中老年人必需的七大营养素◎

联合国粮农组织和世界卫生组织推荐的中老年人每日摄入热量为：50 ～ 60 岁为 11340 千焦（2700 千卡），60 岁以上为 10080 千焦（2400 千卡），70 岁以上为 8820 千焦（2100 千卡）。

①碳水化合物

碳水化合物（即糖类）是供给人体热量的主要来源，占总热量的 60% ～ 70%。中老年人应以进食淀粉为主，每天以 300 ～ 350 克（6 ～ 7 两）主食为宜，要粗细粮搭配，少吃糖。

②蛋白质

由于中老年人蛋白质消耗较多，所以补充蛋白质很重要。一般可按每日每千克体重 1.0 ～ 1.5 克计算供应，其中优质蛋白质应占蛋白质总量的 50% 以上。鱼、瘦肉、鸡蛋、豆类及豆制品的蛋白质都是很好的优质蛋白质。

③脂肪

中老年人摄入的脂肪量应按每日每千克体重 0.7 克计算，并尽量选用含不饱和脂肪酸的食品，即多食植物油（如葵花子、芝麻、大豆、花生、油菜籽等榨的油），少食动物性脂肪（尤其是猪油、肥肉、奶油、羊油等）。

④ 维生素

中老年人对各种维生素的需要量都有所减少，但是，由于吸收不良或排泄增加等原因，中老年人往往有维生素缺乏的现象。老年人应该注意摄取的维生素有维生素 A、维生素 B_1、维生素 B_2、维生素 C、维生素 E 等。这些维生素主要存在于绿色或黄色蔬菜、各种水果、粗粮及植物油中。

⑤ 无机盐

人体内含有钙、钠、钾、镁、磷、硫、氯、氮 8 种常量元素，即通常所说的矿物质；还有世界卫生组织推荐的 14 种必需微量元素：铁、碘、铜、锌、锰、钴、钼、硒、铬、镍、氟、锡、钡、矾，所有这些元素主要来自食物的供给。

中老年人对这些元素的需要量基本与成人相同，同时更容易缺乏钙、锌和铁等元素，必须注意及时补充。

⑥ 膳食纤维

膳食纤维主要存在于芝麻、香椿、麦麸、稻米、豆类、竹笋、海藻等食物中，中老年人每日应摄入 10 ~ 24 克。特别是以精白面、肉食、蛋类等食品为主的老年人，每日应加糠麸 2 ~ 4 汤匙，以增加膳食纤维的供应。此外，新鲜的蔬菜和水果也可提供丰富的膳食纤维。

7 水

水占中老年人体重的50%左右，应适量饮水。同时，饮水有助于排泄机体代谢所产生的废物。但也不可饮水过多，以免增加肾脏的负担，一般每日饮水量（包括饮料）在1500～2000毫升即可。

总之，中老年人的饮食最重要的是要注意营养的平衡，因为老年人的代偿能力相对较差，任何一种营养物质都应适量，既不能过多，也不能太少。

五类维生素抗衰老

1 维生素A

维生素A为脂溶性，有维持上皮细胞健康、增强视力、增加对传染病抵抗力等功效，对于老年人
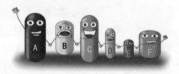
的眼花、夜盲、青光眼具有很强的预防作用。主要食物来源是动物肝脏、鱼肝油、乳类、禽蛋等，蔬菜中的小白菜、油菜、胡萝卜，以及水果中的杏和柿子也富含维生素A。

如果维生素A缺乏比较明显，中老年人还可考虑间断性服用制剂，每丸为2500国际单位，日服1粒

已足够。

②B族维生素

B族维生素对促进红细胞成熟、维持神经系统的正常功能有重要作用，可以有效调节中老年人的躁郁情绪。富含B族维生素的食物有水果、蔬菜、谷类、果仁及动物内脏等。

其中，维生素 B_1 是水溶性，长期吃精白米或长期饮食单调的老年人有可能缺乏，可服用制剂，每片10毫克，每日3次，每次服用2片即可，可间断服用。

③维生素C

维生素C为水溶性，能消除或减少细胞产生的自由基及其他有害物质，可增进人体对各种感染性疾病的抵抗力，使老年人始终保持青春活力。富含维生素C的食物有绿叶蔬菜、橘子、鲜枣等，但高温久煮时易被破坏。

对中老年人来说，维生素C制剂为每片100毫克，长期服用时，可1日3次，每次2片；也有提倡较大剂量以维护中老年人健康，即每日总量可达1000毫克（即10片）。服大剂量时最好间断服用，但一般控制在每日6片左右为宜。

④维生素D

维生素D对促进骨骼的正常钙化有不可忽视的作用，成人每日在日光下照射半小时即可满足对维生素

D 的需要。但很多有骨质脱钙倾向的中老年人，却并不经常外出活动，所以更应适当补充维生素 D，其主要来源是动物肝脏、乳类、鱼肝油和蛋黄，其中以鱼肝油中的含量最高。

5 维生素 E

维生素 E 为脂溶性，是一种天然的抗氧化剂，能大力清除"人体垃圾"——自由基，从而保护体内组织与细胞的健康。维生素 E 还具有抗肿瘤作用，有调节脂质代谢、预防血管硬化、改善末梢循环、预防老年性白内障等抗衰老作用。

维生素 E 广泛存在于各种蔬菜、粮食提炼的植物油中，如豆油、玉米油、麦胚油、花生油、菜籽油等。药物制剂为胶丸，每丸含维生素 E100 毫克（相当于 150 国际单位）。长期服用者，每日 1 ~ 2 丸即可。

◎强身健体多摄取微量元素◎

1 铁

铁是血液中的重要成分，经常注意补充铁质，是老年人强身健体的一个重要内容。含铁丰富的食物有肝脏、大豆、豆制品（特别是豆腐皮）、菠菜、韭菜、木耳、芝麻、紫菜、海带、羊栖菜等，

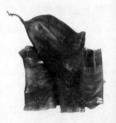

可以交叉食用。

② 碘

碘主要分布于人体的甲状腺中，被合成为甲状腺素后，经血液运送到全身各组织中，对组织细胞的正常代谢起到调节作用。人体长期缺乏碘，则甲状腺代偿性增大，称地方性甲状腺肿，俗称"大脖子病"。

海产品中含有丰富的碘，海带、紫菜含碘量丰富，海鱼、海虾、干贝、海参等含碘量也很高。所以，为保证正常的代谢功能，中老年人应常食海产品。对于居住在远离海洋的内陆地区的中老年人来说，吃加碘盐是预防"大脖子病"的最好方法。加碘盐在储存时要加盖保存，以避免碘的蒸发。

③ 铜

中老年人体内的血清铜随着年龄的增长有下降的趋势，而人体组织缺铜则易发生肿瘤，而且此时各组织、血管、骨骼的脆性增加易导致脑出血、骨折等疾病的突发。此外，防癌、防衰老都与血清铜有关。蔬菜、贝壳类、动物内脏、豆类、胡萝卜、山药、牛蒡、蜂蜜等食物中含铜较多。

④ 锌

锌参与胰岛素的合成，人体缺锌时可影响蛋白酶的合成、维生素 A 的利用和细胞的免疫功能，因而对全身各个系统产生不利影响，引起体内代谢紊乱，产生各种疾病。

锌还是构成唾液中味觉素和胃酸的重要成分，体内缺锌的早期表现是味觉减轻与食欲缺乏，中老年人吃东西没有胃口，往往就是缺锌的缘故。所以，中老年人应当适量多吃一些含锌的食物，如沙丁鱼、胡萝卜、牛肉、花生、核桃仁、杏仁、糙米等。

◦补钙六妙招◦

随着健康意识的逐步提高，越来越多的广告渲染着"缺钙"的危机，而越来越多的中老年人也拥入了"补钙"的行列。为什么中老年人的补钙问题会如此受重视呢？

这是因为，一方面，中老年人对钙的需求量很大；另一方面，中老年人的生理吸收能力和再生能力不断下降，要经常动用钙的库存，而骨骼是钙的仓库，用

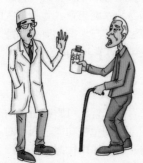

多了，就会导致骨质疏松、骨质软化、出现腰腿酸痛、关节不灵活、腿抽筋、身高变矮、驼背弯腰等现象，更甚者会出现手脚麻木、动脉硬化、高血压、心肌梗死等严重疾病。

因此，中老年人必须

时刻注意补充钙质：

①牛奶中含钙量丰富，并含有促进钙吸收的因素，应多食牛奶及乳制品。

②芝麻酱、虾皮、豆类及豆制品、绿色蔬菜，特别是野菜，是植物性食物中钙的良好来源。

③要注意必需营养成分的摄取，特别是要摄取足够的蛋白质、磷和维生素 D。

④通过服用钙剂来补钙，同时服用维生素 D 以促进钙的吸收。

⑤进行适量的户外体育锻炼或进行日光浴，以刺激骨质的生成，推迟骨骼的老化。

⑥须忌烟、少饮酒。

饮食烹调的七个注意事项

烹调就是力求将各种食物的味道中庸调和，好让食物更加美味可口。但是，在烹调过程中要注意以下几个原则：

①应以色美、味鲜、多选菜油、少放盐、主食多蒸煮、副食少煎炸为原则。

②宜多食抗癌蔬菜，先洗后切，旺火急炒。

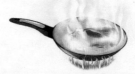

83

③不挤菜汁，多喝菜汤。

④少食腌制品，少用色素。

⑤适量用醋，保护营养。

⑥煮饭炖菜，忌放食碱。

⑦不吃烧煳的鱼肉。

中老年人只有做到以上几点，才能防止食物中的营养丢失，避免在食物中形成硝酸铵等致癌物质，才有益于身体健康。

◎饭前四件事，食后五保健◎

日常生活中，中老年人通常较为重视食后保健，而忽略饭前养生，但最新研究表明，某些保健措施一旦从饭后移到饭前，效果更好。

1 饭前要做的四件事

（1）饭前运动：中老年人如果餐后运动，摄入体内的大量脂肪酸已经进入脂肪细胞，无论怎样运动也难以将其"动员"出来。而饭前运动时腹中已空，脂肪细胞中尚无新的脂肪酸进入，锻炼较易将其"动员"出来化为热量而消耗掉，故专家主张中老年人饭前做1小时运动。

（2）饭前吃水果：医学专家认为，饭后吃下的水果易被食物阻滞于胃中，产生发酵反应，出现胀气、便秘等症状，给消化道带来不良影响。但中老年人在饭前吃水果则可保护体内免疫系统免受热食的恶性刺激。

（3）饭前刷牙：龋齿的形成主要是牙垢与食物中的糖分发生化学反应，形成酸性物质腐蚀牙齿的结果。当中老年人进餐后，牙垢已与食物中的糖分发生反应，酸性物质已经形成，再刷牙为时已晚。只有在饭前将牙垢去除，才能明显减少酸性物质的形成，从而保持牙齿的清洁。

（4）饭前喝汤：从口腔、食管到胃、肠，是食物的必经之道，中老年人饭前喝汤可减少干硬食物对消化道黏膜的刺激。

② 食后的五个保健方法

（1）食后用手摩腹：古代大药学家孙思邈说"食毕摩腹，能除百病"。中老年人食后按摩腹部，既可促进胃肠蠕动和腹腔内血

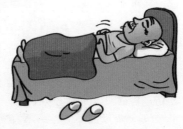

液循环，有益于增强胃肠功能，又可作为一种良性刺激，通过神经传入大脑，有益于中枢神经系统功能的调节和发挥，健身防病。具体做法是：以掌心着腹，

以脐部为中心，慢而轻柔地按顺时针和逆时针按摩各20圈。

（2）**食后慢慢走**：《摄养枕中方》中记载："食止行数百步，大益人。"现代科学研究认为，中老年人食后小憩片刻进行慢步行走，可以增强胃肠蠕动，增加血液营养的供应，有助于消化液的分泌和食物的消化吸收。但切记食后不可急步快走，不可进行剧烈运动，不可立即坐下或躺下休息，否则会给健康带来不利。

（3）**食后赏音乐**：柔和轻快的音乐，乃至赏心悦目的环境，都可以作为一种良性刺激通过中枢神经系统调节人体的消化吸收功能。因此，中老年人食后不妨怀揣袖珍收音机，漫步于绿柳之下或庭院之中，多听一些优美动听的音乐，保持柔和心境。

（4）**食后须漱口**：古代医学家张仲景指出："食毕当漱口数过，令牙齿不败口香。"中老年人食后漱口，可保持口腔的湿润度、清洁固齿，有效地防治口腔及牙齿的疾病，还可刺激舌上味蕾，增强味觉功能，利于增进食欲和帮助消化吸收。

（5）**食后三不宜**：一不宜立即松腰带；二不宜立即入睡；三不宜立即进行剧烈活动。

吃也有学问

─◦又红又专的"黑五类"，您吃了吗◦─

在过去，"黑五类"曾是一个并不光彩的政治名词，但如今，"黑五类"却更多地成为食物名称，代表的是黑豆、黑米、黑芝麻、黑松子、黑加仑五种能够调整全身功能的健康食品。

中老年人所患的绝大多数病和癌症的发生都与基因有很大关系，活性氧已开始引起医学界的关注，而黑五类食品具有非常强的防止活性氧危害的抗氧化作用，即 SOD 作用，也可称消除活性氧作用。此外，黑色食品与普通食品相比，具有更高的能量，还可以排出毒素，温热内脏，促进新陈代谢，改善体质，延缓衰老。所以，中老年人应该常吃不懈。

下面介绍一下黑五类食品及其主要功效：

（1）黑豆：可助消化，排出体内多余水分，解毒作用强，因此可治疗腹痛、痢疾、饮食过量，对老年人的心脏病、胃溃疡、伤风感冒、耳鸣、耳背、目眩有显著疗效，对美容肌肤效果更佳。

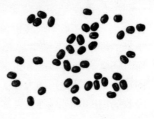

（2）黑米：对胃及消化系统功能弱的中老年人而言，是很好的营养补给食品。由于黑米还具有养精提神的作用，所以能够使中老年人精神焕发，还可以防止白发早生，保养头发。

（3）黑芝麻：是防衰老和健脑的最佳食品，还能够调理胃肠功能，对便秘、腰痛、四肢乏力也都具有显著疗效。

（4）黑松子：有润肺、止咳化痰、润肠通便之功效，可强化老年人内脏整体功能。

（5）黑加仑：中国特产黑加仑的果实，能使体内温热，对消除疲劳，治感冒、发热、支气管炎有很好的疗效。

总之，这些黑色食品都是低热量、低脂肪、促进新陈代谢、调节平衡人体功能的健康食品，都有排出体内过剩脂肪和毒素的作用，是中老年人的养生佳品。

◦把优质蔬菜放进"菜篮子"◦

一般来说，深色蔬菜营养价值最高；浅色蔬菜，即白色、无色菜等营养价值较低。深色蔬菜不但含有丰富的维生素 A、维生素 C、维生素 E、B 族维生素等，而且还含有较多核酸和抑制癌变的物质。深色蔬菜中的粗纤维不仅有畅通大便、防止便秘的作用，而且能吸收肠内的胆固醇等有害物质，并能较快地排出体外，既能抑制结肠癌的发生，又能增强肠的功能。所以，老年人每日的深色蔬菜食用量要保持在100克以上。

白菜有通利肠胃、除胸中烦闷、解酒渴、利大小便及止咳的作用。

萝卜能消积滞、化热痰、解毒，对食积、腹胀满、痰咳、失音、痢疾、偏头痛等病症有良效。

胡萝卜含特有的"胡萝卜素"，在人体内可以很快转化为维生素A，对中老年人能起到明目养神、防治呼吸道感染、调节新陈代谢、增强抵抗力、防止癌症发生等作用。但胡萝卜中的维生素A要在动物脂肪里才能溶解吸收，所以胡萝卜应适当与猪肉同煮食。

韭菜有杀菌、杀虫、解毒的功效，能促进肠胃消化。

苦瓜等苦味食品是维生素B_{12}的重要来源，对癌细胞有较强的杀伤力，能抑制癌细胞中的细胞色素化酶，使之发生代谢障碍。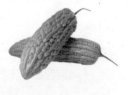

芹菜有提神、健脑、润肺止咳、降血压的功能。

西红柿有利尿、健胃消食、凉血平肝、清热解毒、降血压的功效，可使前列腺炎发病率降低50%。此外，加热西红柿释放出番茄红素，还能发挥抗癌的作用。

◎吃对水果，吃跑疾病◎

水果，酸甜适口，人人喜食，不仅是日常茶余饭后的一种享受，而且能为人体提供丰富的维生素和无机盐，有助于中老年人保健，可以有效防治老年疾病，并能增强免疫功能。因此，中老年人应经常吃些新鲜的水果。

1 香蕉

香蕉富含碳水化合物和无机盐，常食能使中老年人提神爽气，有润肺生津、养阴清燥的功效。香蕉中还含有丰富的钾，对减轻动脉硬化程度、治疗高血压有奇效。

但由于含糖量高，糖尿病患者应少食或不食。香蕉性寒、质滑，患有肾炎等疾病的中老年人，也切不可多食。

2 苹果

苹果能使血液中的胆固醇降低，其功效在于它本身不含胆固醇；可促进胆固醇从胆汁中排出。含有大量果胶，能阻止肠内胆固醇重吸收，使胆酸排出体外，从而减少胆固醇含量。在肠道分解出来的乙酸，有利于胆固醇代谢。另外，还含有丰富的维生素 C、果糖、微量元素镁等，都有促进胆固醇代谢的作用。可见，苹果对中老年人，尤其是胆固醇高的人，是最理想的水果。

③ 梨

梨有降低血压、清热镇静之作用，高血压患者如头晕目眩、心悸耳鸣，食梨最好。方法：鸭梨1个、西红柿1个，剥去外皮，放在锅内煮，每天吃1次，连吃20天。

梨具有止咳、化痰、清燥的作用。方法：雪梨3个捣烂，加蜂蜜50克，水煎服，每日2次分服。

梨虽为佳果，但也不宜多食，因梨含糖量高，过食会引起血糖升高，加重胰腺负担，故糖尿病患者应少食。另外，梨性寒凉，脾胃虚寒的人不宜多食。

④ 柑橘

鲜橘能健脾和胃、温肺止咳，橘皮加糖煎服能治感冒。橘子含维生素C较多，肝炎患者多吃有利于肝炎的治疗和恢复。

但橘性温，多食易"上火"，可致目赤牙痛及痔疮，还可引起皮肤黄斑。所以，必须注意适量摄入。

⑤ 柿子

柿肉含大量单宁酸、柿胶粉，具有较强的收敛力，故便秘者不宜多食。另外，空腹食或与蟹同食，易形成柿石，因此，胃炎、脾胃虚寒者不宜多食或应禁食。

◎坚果飘香，"长生"有术◎

坚果类食品大多含有极为丰富的油脂、蛋白质、不饱和脂肪酸、维生素A、维生素B_1、维生素B_2、维生素E以及许多微量元素，能使老年人获得固齿、补益、养身的功效。

① 葵花子

葵花子含有丰富的植物油脂，子仁含油率高达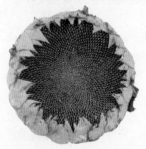15%～55%，并含有糖、维生素A、维生素B_2、维生素E、磷以及其他微量元素，特别是维生素E的含量极为丰富。每天吃一把葵花子，就能满足人体一天所需的维生素E。

葵花子所含的蛋白质可与各种肉类媲美，特别是含有制造精液不可缺少的精氨酸。

葵花子所含的脂肪酸，其中亚油酸占50%，有助于生理调节，能起到降低血清胆固醇的作用，对防治动脉粥样硬化、高血压、冠心病有颇多效用。

葵花子还能治失眠，增强记忆力，对预防癌症和神经衰弱有一定作用。

② 松子

《本草经疏》指出，松子味甘补血，血气充足，则五脏自润，发黑不饥，故能延年，轻身不老，被誉为"长寿果"。松子含蛋白质、糖类，所含脂肪大部分为亚油酸、花生四烯酸、亚麻酸等有益于健康的必需脂肪酸，钙、磷、铁等含量也很丰富，常吃可滋补强身。

③ 花生

花生中的蛋白质含量高达 30% 左右，其营养价值可与鸡蛋、牛奶、瘦肉等媲美，且易被人体吸收。研究表明，花生中所含有的白藜芦醇化合物还有助于降低癌症和心脏病的发病率。

④ 板栗

板栗素有"干果之王"的美称，在国外被誉为"人参果"。《名医别录》中将它列为上品，它对人体的滋补功能，可与人参、黄芪、当归等媲美。栗子更是老年人的滋补品，可强腰壮阳，具有养胃健脾、补肾止血、强筋活血的功效。与乌骨鸡煮食更具有滋补壮骨的作用，但多食会导致消化不良等。

⑤ 核桃

核桃自古就有"长寿果"的美称，在历代养生的典籍中，核桃的养颜、润肌、乌发功能都是有口皆碑的。

现代医学研究证明，核桃仁含有的不饱和脂肪酸（内有亚油酸）可降低胆固醇，对预防动脉硬化、高血压、冠心病有益。

◦中老年人必吃的保健食品◦

① 大豆

营养：富含磷脂，不饱和脂肪酸占脂肪的8%～15%，每100克黄豆中含有蛋白质36克，黑豆含49克。

功效：保肾健脾、长肌肤、益颜色。

做法：磨粉做豆腐、豆浆或炒熟浸酒。

② 芝麻

营养：主要含不饱和脂肪酸、卵磷脂、蛋白质等。

功效：滋养强壮、润脂和血，补肝肾、乌须发，用于治疗动脉粥样硬化、神经衰弱、早年白发等。

做法：可与其他中药如何首乌（研成粉）、桑叶（蒸熟捣烂）混制药丸。

③ 大枣

营养：含枣酸、脂肪、钙，鲜枣含丰富维生素C（每100克含300～600毫克）。

功效：补脾和胃、益气生津。

做法：和其他中药一起煎服，或与花生、冰糖炖服。

④荸荠

营养：含淀粉、钙、磷、铁、维生素 C。

功效：解毒、利尿、降血压。

做法：去皮生吃或水煎服。

⑤蜂蜜

营养：含葡萄糖、果糖、蔗糖、矿物质、多种维生素和酶。

功效：补中益气、安五脏、和百药、解百毒、营养心肌、保护肝脏、润肠胃、降血压。

做法：每天早晨空腹吃一匙蜂蜜，或冲服，睡前服一杯。

◦九类食品不宜常吃◦

（1）油炸类：这类食品含脂肪量甚高，中老年人胃肠难以承受，容易患消化不良，还易诱发胆、胰疾患。

（2）熏烤类：食物在熏烤过程中，可产生某些致癌物质，如果中老年人经常吃熏烤类食品，则会增加患癌概率，特别是胃癌的危险性。

（3）腌渍类：腌渍食品一般含盐量高，维生素含量低，不适于中老年人经常食用。腌渍食品如果在加工过程中被污染，更容易引起胃肠疾患。

（4）酱制品：包括酱油、大酱和各种酱菜，普遍含盐量极高。中老年人如果过量摄取，会加重心血管和肾脏的负担。

（5）变质品：中老年人抵抗力差，消化腺分泌功能减退，胃肠蠕动弱，若食品不新鲜，易造成消化、吸收不良及消化道其他不适。

（6）冰镇类：冰镇食品入胃后，会导致胃液分泌下降，容易引起胃肠道疾病，甚至会诱发心绞痛和心肌梗死。

（7）甜食类：甜食食品含糖量高，多食易引起肥胖，并能引起血脂增高，对已有动脉硬化倾向和糖尿病的中老年人尤为不利。

（8）高脂类：动物血含胆固醇较高，中老年人不可常吃，但可以偶尔吃一两次，一次食量不宜过多。

（9）方便类：方便面、糕点、油茶面等方便食品含有的维生素等营养成分较少，若当主食来吃容易出现维生素缺乏症。

喝，也要喝出高质量

中老年人饮水的五个"良辰吉时"

① 睡前

研究表明，中老年人晚间睡前不饮水，可导致血浆浓缩、血液黏稠度升高和血小板凝聚力亢进，从而可促进体内血栓形成。而对于中老年人或患心脑血管缺血性疾病的人，晚间睡前饮杯水，则可以预防致死性梗死。

② 半夜

中老年人由于肾脏收缩功能减退，夜间尿多，很容易导致体内缺水，易使血液黏稠，心脑血流阻力加大，易引发心脑血管病变。对于患有心脑血管病的老人来说，因血管内膜发生变化，血液黏滞性偏高，易形成缺血性脑卒中，夜间缺水更加大了这种危险。因而，老人半夜饮水很重要。

③ 起床后

中老年人在夜间睡眠时，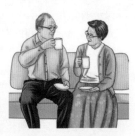
因排尿、出汗、呼吸，使体
内相对缺水，导致血液浓缩、
血流缓慢、机体代谢物积存。
所以，早晨起床以后，应当
先空腹喝一杯白开水或茶
水，既可及时补充水分，又
可起到稀释血液的作用，不但有利于促进新陈代谢，而且对缓解心脑血管疾病大有好处，有预防高血压、脑血栓、心肌梗死等疾患发生的作用。

④ 跑步前

饮水后跑跑步，水分可使胃肠道保持清洁，还有助于肝脏的解毒以及肾、内分泌功能的改善，提高免疫功能，预防感冒、咽喉炎、关节炎和某些皮肤病。

⑤ 用餐前后

有的中老年人认为，饭前饭后饮水会冲淡唾液、胃液，削弱它们的消化作用。其实，用餐前后喝点儿水不仅不会削弱消化，反而会帮助消化，只是喝水一定要少、速度一定要慢，并切忌喝冰水。

──◎奶香四溢，了解五类营养哲学◎──

① 牛奶

中老年人对蛋白质的消化能力比较强，多喝牛奶可保证有足量的蛋白质摄入。多喝牛奶，可以让中老年人获得如亚麻酸和花生四烯酸等人体必需的不饱和脂肪酸。亚麻酸有显著的降低胆固醇作用，花生四烯酸可以降低甘油三酯，对于防止动脉粥样硬化和高血压都有好处。

牛乳脂肪是脂溶性维生素 A、维生素 D、维生素 E、维生素 K 的含有者和传递者。中老年人喝牛奶可以补充包括上述维生素在内的人体所需的所有维生素，特别是维生素 A 和维生素 B_2。

牛奶中也含有 0.7% ~ 0.75% 的矿物质，如钾、钙、磷、硫、镁、锌、铜、碘、锰等 12 种必要的矿物质。与其他食物相比，中老年人更易吸收和利用牛奶中的钙和磷。

② 酸奶

酸奶是中老年人早晚最理想的食品，早上喝酸奶可以补充蛋白质和能量，晚上喝酸奶时加上两勺麦片可以促进激素分泌。酸奶中还含有乳酸菌，能够清除人体消化器官内的有害菌群，防止炎症的滋生和蔓延，从而增强抵抗力。

③ 活性乳

食用活性乳制品时，关键要看是否具有活性菌，并又不含水果或其他添加剂。因为如果加进水果或其他添加剂就必须添加稳定剂，以防止水果和添加剂在有菌的环境中迅速变质，而稳定剂显然不利于中老年人的健康。老年人也最好不要食用可以长期存放和脂肪含量过高或过低的活性乳。

④ 奶酪

对中老年人来说，最好的奶酪是白色的无异味软奶酪。胃肠学专家并不推荐老年人食用脂肪含量高的黄色

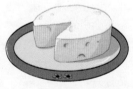

硬奶酪，而那些脱脂奶酪也不太好，因为生产者在其中添加了化学稳定剂。

⑤ 豆奶

豆奶含有 2% ~ 3% 的蛋白质，接近于鲜牛奶，

其氨基酸组成也较合乎人体需要，特别是赖氨酸比例较高，有利于弥补老年人饮食中粮谷类食品的不足。

豆奶中脂肪含量不高，其组成多为不饱和脂肪酸，可降低胆固醇在人体内的吸收。

豆奶的铁含量较鲜牛奶高 20 倍以上，其维生素 B_1、维生素 E 的含量与牛奶不相上下。

中老年人或病人每天早餐一个面包，一个鸡蛋，再加上一瓶豆奶，就可使营养全面丰富。

⊙中老年人饮茶，恪守八个禁忌⊙

中老年人适量地饮茶可以起到保健养生的作用，但饮茶不当则有害无益。

（1）忌饮浓茶：茶叶中含有咖啡因，咖啡因有兴奋神经的作用，浓茶的咖啡因含量更多，容易使中老年人产生心动过速、心律不齐等症状。同时，常饮浓茶还会引起便秘。

（2）忌睡前饮茶：中老年人睡前 2 小时内最好不要饮茶，饮茶会使精神兴奋，影响睡眠，甚至失眠，尤其是新采的绿茶，饮用后，神经极易兴奋，造成失眠。

（3）忌空腹饮茶：空腹饮茶会冲淡胃酸，还会抑制胃液分泌，妨碍消化，甚至会引起心悸、头痛、胃部不适、眼花、心烦等茶醉现象，并影响对蛋白质的吸收，此外，还会引起胃黏膜炎。若中老年人发生茶醉，可以口含糖果或喝一些糖水缓解。

（4）忌饮隔夜茶：隔夜茶由于放置时间太久，容易被各种病原微生物污染，茶水中的复杂成分也易发生变化，容易导致肠胃疾病。

（5）忌饭后立即饮茶：饭前后20分钟内不宜饮茶，若饮茶，茶中的鞣酸可使食物中的蛋白质凝固成颗粒，中老年人因胃肠功能下降，对这种颗粒很难消化吸收。

（6）忌用茶解酒：酒精对心血管的刺激性很大，浓茶同样具有兴奋心脏的作用，两者双管齐下，更易加重心脏负担。饮茶还会加速利尿作用，使酒精中有毒的醛尚未分解就从肾脏排出，对肾脏有较大的刺激性而危害健康。

（7）忌用茶水服药：茶叶中的鞣质、茶碱，可以和某些药物发生化学变化，因而，在服用催眠、镇静等药物和服用含铁补血药、酶制剂药、含蛋白质等药物时，不宜用茶水送药，以防影响药效。有些中草药如麻黄、钩藤、黄连等也不宜与茶水混饮，一般认为，服药2小时内不宜饮茶。

（8）忌饮生茶：所谓生茶，是指杀青后不经揉捻而直接烘干的烘青绿茶。这种茶的外形自然绿翠，内含成分与鲜叶所含的化合物基本相同，低沸点的醛醇化合物转化与挥发不多，香味带严重的生青气。老年人饮了这种绿茶，对胃黏膜的刺激性很强，饮后易产生胃痛。如果购买了这种生茶，最好不要直接泡饮，可放在无油腻的铁锅中，用文火慢慢地炒，烤去生青气，待产生轻度栗香后即可饮用。

◎醇香美酒浅饮慢酌◎

逢年过节，亲朋相聚，中老年人举杯畅饮，以酒助兴，这无可非议。而且，中老年人少量饮用酒精浓度在 20% 以下的果酒、葡萄酒、料酒、米酒、啤酒等，对身体健康是有益的。正如《本草备要》所说："少饮则和血运气，壮神御寒，遣兴消愁，避邪逐秽，暖水脏，行药势。"

美国科学家认为，葡萄酒可以作为某些疾病的辅助治疗剂，尤其对中老年人或身体虚弱、患有失眠症、精神不振的人是良好的滋补剂。而红葡萄酒的抗病毒作用又高于白葡萄酒。但每次饮用葡萄酒的量不宜超过 100 毫升，过量反倒化利为害了。啤酒中的啤酒花具有杀菌和防腐作用，并有清热解毒、镇静、健胃和利尿之功。

资料表明，适量饮酒可以提高血液中高密度脂蛋白的含量，减少脂类在血管壁上的沉积，对防治动脉粥样硬化有一定作用。

然而，无论如何，中老年人饮酒过量是有害无益的，会"伤神耗血，损胃烁精，动火生痰，发怒助欲，至生湿热诸病"，是"丧生之源"。因为酒精进入人体后，首先通过胃肠道进入血液循环，其中90%要经过肝脏代谢，其他10%则通过肾脏、肺脏等代谢。因此，长期或大量饮酒会影响肝脏功能，损伤肝细胞，造成老年性肝功能衰退或肝脏萎缩。

心脏病患者过量饮酒更为有害，因为酒精可以造成心动过速，从而增加心脏耗氧量，使心功能异常。对患有冠状动脉粥样硬化的中老年人，过量饮酒，则会导致心肌缺血，发生心绞痛、心肌梗死、心律失常，甚至危及生命。此外，中老年人在服药前后，以及服药同时切不可饮酒。因为，酒精能影响药物疗效，甚至产生严重后果。

综上所述，可以认定，中老年人大量或长期饮高度酒，对身体健康十分有害，为健康长寿着想，必须改掉不良的饮酒习惯，即使是饮低度酒，也应适量。

⊙适合中老年人的四种防暑佳品⊙

中老年人因皮肤功能减退、体温调节功能下降，很容易发生中暑，所以，中老年人应合理地安排夏天的饮料，以预防中暑。下述几种饮料对中老年人较为合适。

1 山楂

可消食健胃，生津止渴，尤适合患有冠心病、高脂血症的中老年人食用。每天食用 15 ～ 30 克。水煮，待凉后服用，或以山楂精冲服，如放置冰箱后冷饮效果更佳。

2 决明子

有祛风散热、清肝明目、利水通便的作用，尤其适用于患有便秘、高脂血症的中老年人。每天用 15 ～ 30 克炒黄、水煮，待冷或置于冰箱后饮用。

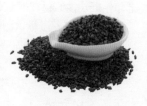

3 酸枣汁

有养血益阴、生津止渴、宁心安神、清热利尿、解暑止渴的功效。

4 鲜竹叶

取 200 克鲜竹叶（含心），鲜荷叶（含心）300克，生甘草 90 克，薄荷（鲜品 200 克或干品 50 克），先用 5 升水将甘草煮沸，倒入大容器内，同时将其余的药放入，盖好待冷透后饮用，还可加适量五味子和绿豆。

食补得法，胜于药补

◎不同体质，补法也不同◎

食补并不代表就要大肆进食山珍海味、人参鹿茸，而应该根据中老年人自身的体质特点和食物的性味进行选择。

（1）阴虚怕热者：宜适当选吃芝麻、龟、鳖（团鱼）、淡菜、海参、黑木耳、银耳、梨、橙子、西红柿、胡萝卜、慈姑、藕、菱角、梅子、百合、豇豆、竹笋、猪瘦肉、人奶等。

（2）阳虚怕冷者：宜适当选吃牛肉、羊肉、狗肉、鹿肉、荔枝、大枣、韭菜、油菜、芥菜、南瓜、蘑菇、姜、大豆、蚕豆、蚕蛹、牛奶等。

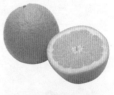

（3）阴虚消瘦者：吃法同阳虚怕冷者相似。

（4）阴阳两虚者：两种人的食物混食。鹿茸粉蒸鸡蛋对于阳虚和阴阳两虚的瘦人都适宜，但须防血压增高，故不宜长期服用。

（5）阴阳气血不虚、身体壮实者：应不择食，什么都吃。

（6）痰湿者：宜适当选吃白萝卜、芹菜、蕹菜、香菜、菠菜、苋菜、小白菜、青菜、冬瓜等，多吃绿叶蔬菜，减少米、面主食，少吃或不吃酒、肉、糖。

（7）体虚消瘦者：宜适当多吃牛奶、鸡蛋、鸡汤、淮山药、大枣、鱼类。

◇怕冷中老年人冬天应吃四类食物◇

在寒冷的冬季，有些中老年人由于身体阳气不足，因而特别表现出畏寒怕冷。这些中老年人可以在饮食上选用一些补气助阳的食物，促使代谢加快，分泌功能增强，可有效地改善畏寒现象。

（1）肉类：肉类中以狗肉、羊肉、牛肉、鹿肉、獐肉、公鸡肉、鸭肉、鹌鹑肉、鲫鱼肉、乌龟肉、章鱼肉、草鱼肉的御寒效果为最佳。它们富含蛋白质、碳水化合物及脂肪，产热量多，有益肾壮阳、温中暖下、补气生血之功。

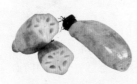

（2）根茎类：中老年人怕冷与机体内无机盐缺乏有关。胡萝卜、山芋、青菜、大白菜、藕、菜花、大葱、土豆等根茎类蔬菜中含有大量的矿物质，可将它们与肉类御寒食物掺杂食用。

（3）含铁食物：缺铁性贫血的老人也容易怕冷，因此应多食一些含铁的食物，如动物血、蛋黄、驴肉、猪肝、牛肾、羊舌、黄豆、芝麻、腐竹、黑木耳等。

（4）含碘食物：甲状腺素具有产热效应，而甲状腺素由碘和酪氨酸组成。酪氨酸可由体内"生产"，碘却得靠外界补充。海带、紫菜、贝壳类、牡蛎、沙丁鱼、菠菜、鱼虾等食物含碘丰富，老年人不妨选择食用。

⊙驻颜有术，常吃三种抗衰老药膳⊙

① 强美灵汤

原料：黑芝麻 60 克，胡桃仁 60 克，北杏仁 20 克，生薏米 30 克，冰糖 30 克。

做法：全部用料洗净，入砂锅内，加水适量，文火煎煮 7 小时。

用法：饮汤食胡桃仁、黑芝麻，每日 1 剂。每日早、晚空腹服食。

功效：乌须发，驻颜，抗衰老。

② 乌发糖

原料：核桃仁 250 克，黑芝麻 250 克，赤砂糖 500 克。

做法：将红糖放入锅内，加水适量，用武火烧开，移文火上煎熬至稠厚时，加炒香的黑芝麻、核桃仁搅拌均匀停火即成乌发糖。将乌发糖倒入涂有熟菜油的搪瓷盘中摊平、凉凉，用刀划成小块，装糖盒内备用。

用法：早、晚各食3块。

功效：健脑补肾，乌发生发。适用于头昏耳鸣、健忘、脱发、头发早白等症。

③ 芝麻白糖糊

原料：芝麻500克，白糖适量。

做法：将芝麻拣净，放入铁锅内，用文火炒香后凉凉，捣碎后装入瓦罐内备用。

用法：每次2汤匙，放入碗中，再加白糖适量，用开水冲服。

功效：补阴血，养肝肾，乌须发，长肌肉，填精髓。适用于肺燥咳嗽、皮肤干燥、肝肾阴虚的头发早白及老人便秘等症。

⊙补精益气，多食三种延年药膳⊙

① 长寿益元汤

原料：黄芪25克，党参25克，当归15克，肉桂6克，茯苓15克，枸杞子15克，乌骨鸡肉200克。

做法：黄芪、党参、当归、肉桂、茯苓、枸杞子洗净，用干净纱布包裹扎紧；乌骨鸡肉洗净，切肉丝。一同放入砂锅中煮50分钟，去药包，加盐、味精调味。

用法：饮汤吃鸡肉。每日 1 料，连用 5 ~ 8 天为 1 疗程。

功效：补益元气、滋阴养血。用于营养不良、久病体虚之脸色无华、年迈形衰者。

② 强身延寿汤

原料：党参 25 克，白术 10 克，茯苓 15 克，当归 10 克，川芎 6 克，熟地黄 10 克，白芍 10 克，枸杞子 20 克，甘草 6 克，生姜 6 克，红枣 10 颗（去核），乳鸽 1 只。

做法：将上述药材洗净，用干净纱布包裹扎紧；白鸽去毛及内脏。一同放入砂锅内，加清水适量，先用武火煮沸，再改用文火炖煮 2 ~ 3 小时，去药包，调味。

用法：饮汤吃鸽肉。每日 1 料。

功效：补肾健脾，益气养血。用于诸虚百损，常服强身健体，延年益寿，返老还童。

③ 人参炖鸡汤

原料：人参 12 克，老母鸡 1 只，姜、葱、米酒、盐各适量。

做法：人参切薄片；鸡宰杀去毛及肠杂，切块洗净。二味同放入砂锅内，加水适量，下诸调料，武火烧开，除去汤面上的浮沫，

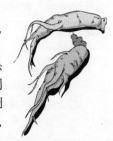

改用文火慢炖 2 ~ 3 小时。

用法：佐膳食用。

功效：大补元气，健脾养胃。用于久病或体虚神疲乏力者。老年人常食可强身延年。

◎缓解疲劳，应吃三种强身药膳◎

① 双参猪瘦肉美味汤

原料：人参 10 克，海参（水发）150 克，香菇 20 克，猪瘦肉 150 克，荷兰豆仁 50 克，竹笋 60 克，盐、上等鱼露、香油各适量。

做法：海参洗净切小块，香菇切丝，猪瘦肉切片，竹笋切片，人参切小片，荷兰豆仁洗净。将全部用料放砂锅中，加清水适量炖煮，至猪瘦肉熟烂，加入鱼露、味精、香油调味即成。

用法：食用佐膳。每天 1 料。

功效：大补气血，增进食欲。用于久病气弱不复或年老体衰、胃纳不佳、精神萎靡、身体疲倦者。

② 参灵甲鱼

原料：党参、浮小麦各 15 克，茯苓 10 克，灵芝 6 克，甲鱼 200 克，火腿 50 克，红枣 5 颗（去核），葱、姜各 20 克，鸡汤、盐、味精各适量。

做法：将甲鱼切块，同以上各味药及调料同放入大碗内，加水适量，放蒸锅内蒸至甲鱼熟烂即可。

用法：吃肉喝汤。

功效：益气健脾，消除疲劳。

③ 虫草红枣炖甲鱼

原料：冬虫夏草 10 克，活甲鱼 1 只，红枣 15 克，料酒、盐、葱、姜、蒜、鸡清汤各适量。

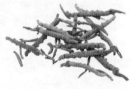

做法：将甲鱼宰杀，去内脏，洗净，剁成 4 大块，放锅中煮沸捞出，割开四肢，剥去油洗净；冬虫夏草洗净；红枣用开水浸泡。甲鱼放汤碗中，上放冬虫夏草、红枣，加料酒、盐、葱段、姜片、蒜瓣和鸡清汤，上笼隔水蒸 2 小时取出即成。

服法：佐餐食。

功效：滋阳益气，补肾固精，抗疲劳。适用于腰膝酸软、月经不调、遗精、阳痿、早泄、乏力等症。健康老年人常食，可增强体力、防病延年、消除疲劳。

◎免疫抗衰，应喝六种药粥◎

粥是我国的日常膳食。中老年人可根据自己的身体状况选择粥的种类，凡精气衰微、诸虚百损，皆可用粥治疗，坚持经常服用，定能取得祛病延年之效。

（1）葱白粥：将粳米 60 克淘净，入沸水中，熬成粥，投入洗净的葱白 30 克和盐少许，混匀即可。

早晚皆可温服，可发汗解毒。

（2）韭菜粥：将韭菜50克洗净切碎待用，再将粳米100克淘净煮沸，加入韭菜同煮至烂。早晚各服一次。此粥辛辣，温胃助阳，有促进生发作用。但阴虚体质、身患疮疡者不宜食用。

（3）生姜红枣粥：鲜生姜或干姜6～9克，粳米或糯米100～150克，红枣2～4颗。将生姜洗净切碎，与米、枣同煮成粥。有温胃散寒、温肺化痰的作用，但阴虚者慎食。

（4）大蒜粥：将紫皮大蒜30克去皮，与粳米100克同煮，将熟时放入盐、生姜、香菜等调味食用，有去痨下气、降血压血脂、温补肠胃、杀菌止痢之功效。

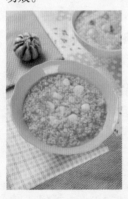

（5）莲子粥：莲子50克，粳米100克，入锅同煮至烂熟，用冰糖调味食用。具有清热除烦、健脾涩肠、养心安神之功效。

（6）芝麻粥：芝麻50克炒熟研末，待粳米100克煮成粥后，拌入芝麻末同食。可滋补肝肾，治虚风眩晕、大便燥结等。

◦三种饮料不只解渴，更为养生◦

①延年茯苓饮

原料：茯苓、白术各 90 克，党参、炒枳实各 60 克，生姜 120 克，陈皮 45 克。

制法：将上述药材共切碎，加水煎熬 3 次，合并煎液，浓缩。

饮法：分 3 次服，每日 1 次。

功效：适用于体虚，痰湿素盛，胸闷咳嗽，痰浊黏腻，身倦肢乏，饮食减少，大便溏薄者调服。久服可化痰延年。

②人参蜂蜜饮

原料：人参 3 克，蜂蜜 15 克。

制法：先将人参文火煎煮半小时，得煎液 150 ~ 200 毫升（人参渣嚼服），加入蜂蜜 15 克调匀即成。

饮法：每日分数次空腹时饮用。

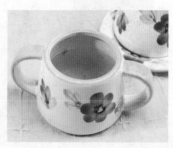

功效：人参味甘，大补元气，搭配蜂蜜，既能防止人参上火之弊，又能增强其补气强身、延年益寿的作用。

③ 生脉饮

原料：人参 10 克，麦冬 15 克，五味子 6 克。

制法：混合后，水煎取汁。

饮法：不拘时温服。

功效：补气、清热、收涩三效均佳。故对体倦气短、口渴多汗、脉虚弱或久咳气弱、口渴自汗者疗效显著，且药液甘酸可口，为老年人夏日及热病的优良饮料。

⊙八种酒喝对了，也是健身妙药⊙

下面介绍几种适合家庭制作饮用的药酒，老年人在制作及服用前需向医生请教。一般配药酒时，应将所需药材切成薄片，放置瓶内，加入适量白酒，然后盖紧瓶盖，15 天后就能服用。

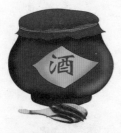

（1）人参酒：吉林人参 15 克，白酒 500 克。可用于肺虚脾弱，神倦食少、疲乏无力，适用于老年或体弱者。

（2）党参当归酒：西党参 50 克，全当归 30 克，白酒 500 克。可用于气血两虚，面色萎黄、头晕乏力、食欲减退等症。

（3）枸杞桂圆酒：枸杞子 40 克，桂圆肉 30 克，白酒 500 克。可用于肝肾不足，精神萎靡，失眠健忘等。

（4）首乌熟地酒：首乌 40 克，熟地 30 克，白酒 500 克。可用于贫血体弱、头晕耳鸣、肾亏遗精等症。

（5）当归杜仲木瓜酒：当归 30 克，杜仲、木瓜各 10 克，白酒 500 克。可用于腰膝酸痛、四肢麻木、关节不利等。

（6）杞地人参酒：枸杞子 80 克，熟地黄 80 克，红参 15 克，茯苓 20 克，首乌 50 克，白酒 1000 克。熟地、枸杞子、首乌填精补血；红参补元气；茯苓利尿祛湿浊，五味同用补肝肾、益精血、补五脏、延年益寿。

（7）甘草酒：将甘草洗净切碎浸入酒中，即可成甘草酒。有强心利尿的作用，并能防治咳嗽、气喘。

（8）五味子酒：五味子中含有挥发油、有机酸、维生素 C 等，能调节心脏血管的功能，并有滋补神经系统的作用，对患头晕、失眠、心悸、梦遗的老年人有较好的治疗效果。

对症食疗，健康永驻

◇中老年人感冒时的饮食调养◇

① 饮食须知

感冒老人饮食宜清淡，日常饮食以面食为主，可摄入高维生素、高蛋白质的食物，但不宜食入过量油腻食品和脂肪。因感冒病人的脾胃功能低下，对脂肪不易消化吸收，大量的油脂分布于食管、咽喉部位，也不利于分泌物的排出。

由于感冒多伴有发热，所以感冒初期必须多次补液，日进液量应不少于 3 升，有助于退热、发汗及排毒。可饮用白开水、菜汤、鲜果汁、稀粥、蛋汤、牛奶、豆浆等。

感冒后期应大量进食水果，对减轻症状，缩短病程有益。

② 有效食疗方

（1）姜糖饮：生姜 10 克洗净切丝，红糖 15 克，放入杯内，开水沏。趁热服，服后宜卧床盖被出微汗。适用于风寒型感冒。

（2）藿香代茶饮：鲜藿香叶、鲜荷叶各 12 克（干者减半），白糖适量，水煎，或开水沏，代茶饮。适用于暑湿型感冒。

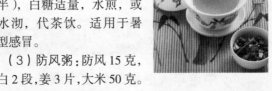

（3）防风粥：防风 15 克，葱白 2 段，姜 3 片，大米 50 克。同上法煮成药粥后趁热服食，盖被静卧，以少出汗为佳。可清热祛风、散寒止痛，适用于风寒感冒、畏寒发热、头痛身痛、骨节酸痛、鼻塞声重、肠鸣泄泻等。

（4）神仙粥：糯米50克淘净，生姜3片研末，同煮一两沸后，再放进连须葱白5段，待粥将熟时，调入米醋15毫升，稍煮即可，趁热服食，服后盖被静卧，避风寒，以微汗出为佳。可发散风寒，适用于风寒感冒、头痛发热、怕冷、浑身酸痛、鼻塞流涕，以及胃寒呕吐等。此粥专为风寒感冒而设，如属风热感冒、高热烦躁者，则不宜选服。

◎慢性胃炎的饮食调理◎

① 慢性胃炎的膳食搭配应做到的9点

①主食可选用软米饭、面包、馒头、包子、馄饨等。

②牛奶、奶油、淀粉、蔬菜、煮熟瘦肉等不刺激胃酸分泌的食物，适合高酸性胃炎病人。

③浓肉汤、鸡汤、鱼汤等含氮浸出物较高的食物，能强烈刺激胃酸分泌，适合低酸性胃炎病人。

④新鲜而含纤维少的蔬菜及水果，如冬瓜、黄瓜、西红柿、土豆、菠菜叶、小白菜、苹果、梨、香蕉、橘子等适合食用，而芹菜、韭菜、黄豆芽、金针菜等含纤维多的食品宜少食。

⑤为防止便秘发生，宜经常选食一些有润肠通便功能的食物，如琼脂（洋菜）

制品、果子冻、蜂蜜、果汁、菜汁等。

⑥避免有强烈刺激性作用的食物，忌食生冷、硬及酸辣食物。

⑦饭菜宜软烂，容易消化，可粗粮细做。烹调方法宜选用蒸、煮、炖、烩等，忌煎炸。

⑧少量多餐，每日可安排 4～5 餐。

⑨酒精对胃黏膜有刺激作用，并能损伤胃黏膜防御机制，故应忌酒。

② 有效食疗方

（1）**玉竹山药鸽肉汤**：净白鸽 1 只，肉切块，放砂锅中，加玉竹 15 克、山药 20 克、盐、调料，加水 500 毫升，文火炖煮 60 分钟至肉熟烂。适用于慢性萎缩性胃炎的补养，及气阴两虚型消渴病的辅助食疗。

（2）**肉桂粳米粥**：先将肉桂 1～2 克研成细末；再将粳米、砂糖共放入砂锅内，加水煮为稀粥，然后取肉桂末调入粥中，改用文火，再煮沸，停火。早晚餐时空腹温食。主治脾胃虚寒型慢性胃炎。

（3）**核桃姜汤**：取干姜适量，洗净切片，加水煎汤。取核桃仁适量，嚼细后用姜汤送服。可治胃灼热、吐酸水。

（4）**槟榔粥**：将槟榔 10～15 克水煎，取汁与粳米 50～100 克共煨粥。日服 1～2 次，不宜久食。可治湿阴气滞类胃炎。

◦肾盂肾炎的膳食调理◦

肾盂肾炎好发于女性，男女患病比为 1 ：10，在中老年妇女和高龄男子中常见发病。

① 膳食调理原则

①急性发作期应卧床休息，大量饮水，食谱中也要适当增加汤菜类或饮料，每日摄入水量应在 2500 毫升以上，以增加尿量，促进细菌、毒素及炎性分泌物迅速排出。

②磺胺类、氨基糖苷类抗生素在碱性尿中抗菌作用增强，可多食用一些碱性食物或碳酸氢钠（小苏打）。碱性食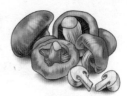品有裙带菜、海带、蘑菇、菠菜、大豆、栗子、香蕉、油菜、胡萝卜、土豆、萝卜、果汁、牛奶、豆腐，以及茶和咖啡。

③四环素族、呋喃妥因等药物在酸性尿中抗菌作用增强，可食用酸性食物或口服大量维生素 C，使尿液酸化。酸性食品有鱿鱼、鱼松、鸡肉、鲤鱼、肉类、紫菜、花生、大米、面粉等。

④提供丰富的营养，包括充分的热量、数量充足的优质蛋白质和维生素 A、维生素 B_1、维生素 B_2、维生素 C 等的供给。

⑤饮食宜清淡、易消化。

2 有效食疗方

①鲜荠菜 250 克，生甘草 10 克，加水煮汤喝。适用于小便灼痛者。

②甘蔗 500 克，去皮绞汁；生藕 500 克，切碎绞汁，两者混合饮汁。每日 1 次。可利尿通淋，适用于尿频、尿急者。

③马兰头 500 克，洗净切碎，加盐、味精、麻油，拌匀后生食。适用于湿热下注者。

④绿豆芽 250 克，洗净后入锅加调料炒熟后食用。可清热利尿，适用于热淋患者。

◎改善痛风的食疗措施◎

1 饮食选择

①勿食含嘌呤高的蛋白质食物，如各种动物包括禽类、鱼类、肉类熬的汤，特别是浓汤，及各种动物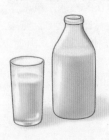内脏、鱼卵等，都含丰富的嘌呤。植物性蛋白如大豆制品，各种鲜、干的食用菇，发酵制品，蔬菜中的菠菜、豌豆、扁豆等也含较多嘌呤，少食为好。瘦肉、鱼、虾、禽肉等嘌呤含量较低，在急性发作期应禁食，

缓解期可少量食用。

②蛋类、奶类中不含嘌呤，可作为老年痛风病人蛋白质的主要来源。

③多喝水，每日饮 2000 毫升以上，有利于尿酸经尿排出。

④多食蔬菜、水果，这些食品的代谢产物是碱性的，尿酸易溶于碱性体液中排出体外。

⑤烈酒、浓茶、浓咖啡等可诱发急性痛风，都应戒除，至多只能偶尔、少量饮用。

2 有效食疗方

①红花 5 克，苏木 5 克，加水适量，煎 20 分钟，去渣取汁，加食糖适量调味。1 日分 3 次饭前温服。适用于关节肿胀、皮下有结节者。

②木瓜 30 克，鲜车草 60 克（干车前草用 30 克），薏米 20 克，加水适量，煎煮 20 分钟，去渣取汁。不拘时，当茶饮。适用于关节肿痛、小便黄热者。

③薏米 15 克，大米 30 克，加水适量煮粥。早晚各服 1 次，10 日为一疗程。适用于血尿酸高而无明显症状者。

老年便秘的饮食疗法

1 饮食疗法的措施

①常进多渣饮食，即含膳食纤维量多的食物。膳

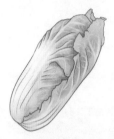

食纤维在肠道内不能被消化吸收，但可吸收多量水分使大便容量显著增加，从而刺激肠道蠕动，将粪便向下推送，引起便意，帮助排便。多渣食物有芹菜、韭菜、豆芽、竹笋、大白菜、卷心菜、红薯等。

②多喝水。膳食纤维水解和膨胀需要水分，凉开水有刺激结肠蠕动的作用，每日定时如厕前 10～20 分钟喝一大杯凉开水，可引起便意。

③适当增加脂肪摄入量。

④少食辛香类及刺激性食品。

⑤浓茶及苹果等含鞣酸较多有收敛作用，可致便秘，尽量不食。

⑥蜂蜜、香蕉等有通便作用，可常食。

② 有效食疗方

（1）花粉决明子粥：天花粉 30 克，决明子 30 克，加水适量，煎煮 20 分钟后，去渣取汁，入大米 60 克煮成粥，加红糖适量即成。早晚分服。

（2）槟榔粥：槟榔 15～30 克，加水适量，煎煮 20 分钟后，去渣取汁，入大米 60 克煮成粥。早晚分服。

（3）黄芪粥：黄芪 30 克，加水适量，煎煮 40 分钟后，去渣取汁，入大米 60 克煮成粥。早晚分服。

（4）芝麻黄芪蜂蜜糊：将黑芝麻60克研成糊状，煮熟后调入适量蜂蜜；黄芪30克煎水，去渣取汁冲入。早晚分服。

（5）猪血菠菜汤：取猪血500克，切成片块；菠菜500克，洗净切断，共煮汤调味食用。每日或隔日1次。

◦冠心病的饮食要点◦

冠心病是冠状动脉粥样硬化性心脏病的简称，是老年人最常见的疾病之一。而注重合理营养是防治冠心病的重要措施之一。

1 冠心病的饮食要点

①控制主食及脂肪摄入量，要点同高血压病。

②严格控制碳水化合物摄入总量，尤其是控制食糖摄入量，一般以不超过总热量的10%为宜。

③多选用豆类及豆制品，既可保证优质蛋白质供给，又能提供必需脂肪酸，避免动物性食品饱和脂肪酸和胆固醇的过多摄入，而且黄豆等还含卵磷脂及无机盐，对防治冠心病有利。

④适当增加海产品，如海带、紫菜、海蜇等，以便为机体提供丰富的碘。

⑤多选用水产鱼类，其蛋白质易消化吸收，与畜

123

肉类食品相比更适合老年人特点，对防治冠心病有利。

⑥尽量少用动物肝、脑、肾、鱼子、墨斗鱼、松花蛋等含胆固醇高的食物以及含饱和脂肪酸高的食品，如肥肉、动物油脂、黄油、奶油等。

⑦保证新鲜蔬菜、水果供给，以提供维生素C、B族维生素和适量膳食纤维。

⑧可多选用冬瓜、萝卜、蜂蜜、山楂等食品。

⑨少量多餐，切忌暴饮暴食，晚餐也不宜吃得过饱，否则易诱发急性心肌梗死。

⑩禁饮烈性酒。酒精能使心率加快，加重心肌缺氧。

❷ 有效食疗方

①芹菜根5个，红枣10颗，水煎服，食枣饮汤。每日2次。

②红山楂5个，去核切碎，用蜂蜜1匙调匀，加在玉米面粥中服食。每日1～2次。

③水发海带25克，与粳米同煮粥，加盐、味精、麻油适量，调味服食。每日早晚服食。

④将鲜葛根切片磨碎，加水搅拌，沉淀取粉。以葛根粉30克、粳米100克煮粥。每日早晚服食。

⑤玉米粉50克用冷水调和，煮成玉米粥，粥成后加入蜂蜜1匙服食。每日2次。

⑥荷叶适量，水煎或开水冲浸。代茶随饮或每日

3次。

⑦菊花、生山楂各 15～20 克，水煎或开水冲浸。每日 1 剂，代茶饮用。

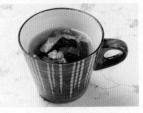

⑧柠檬 1 个，切成片，用蜂蜜 3 匙渍透。每次 5 片，加入玉米面粥内服食。每日 2 次。

◇高血压病的营养要领◇

❶防治高血压的营养控制

①要控制热量和体重，须控制主食及脂肪摄入量，食物脂肪的热量比应控制在 25% 左右，最高不应超过 30%。食用油宜多选用豆油、花生油、葵花子油等植物油，其他食物也宜选用低饱和脂肪酸、低胆固醇的食物，如全谷食物、鱼、禽、瘦肉及低脂乳等。少吃肥肉及各种动物性油脂，控制动物脑、鱼子等高胆固醇食物。尽量少用或不用糖果点心、甜饮料、油炸食品等高热量食品。

②减少烹调用盐量，尽量少吃酱菜等盐腌食品。凡有轻度高血压或有高血压家族病史的，其盐摄入量最好控制在每日 5 克以下，对血压较高或合并心衰者摄盐量更应严格限制，每日用盐量以 1～2 克为宜。

③多吃一些富含维生素 C 的食物，如蔬菜、水果，尤其是深色蔬菜。维生素 C 具有保护动脉血管内皮细胞免遭体内有害物质损害的作用。

④适当增加海产品摄入，如海带、紫菜、海产鱼类等。

⑤每日膳食摄入钙 800 ~ 1000 毫克，可防止血压升高。

❷ 有效食疗方

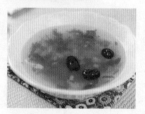

①芹菜 500 克水煎，加白糖适量代茶饮；或芹菜 250 克，红枣 10 颗，水煎代茶饮。

②山楂 30 ~ 40 克，入砂锅煎取浓汁，去渣，然后加入粳米 100 克、砂糖 10 克煮粥。每日服 2 次，可做上、下午加餐用，不宜空腹服，7 ~ 10 日为一疗程。

③桃仁 10 ~ 15 克，捣烂如泥，加水研汁去渣，同粳米 50 ~ 100 克煮为稀粥。每日服 1 次，7 ~ 10 日为一疗程。

④莲子 15 克，糯米 30 克，红糖适量，同入砂锅内煎煮，煮沸后即改用文火，煮至黏稠为度。每日早晚空腹服。

◎高脂血症的膳食防治◎

高脂血症指血中胆固醇或甘油三酯升高，或者胆固醇、甘油三酯均升高。膳食防治对于减缓高脂血症发展、减少动脉粥样硬化的发生有积极作用。

1 膳食调配

①节制主食。体重超重或肥胖者尤应注意节制。忌食纯糖食品及甜食。

②多食用鱼类（尤其是海产鱼类）、大豆及豆制品、禽肉、瘦肉等，能提供优质蛋白质和饱和脂肪酸、胆固醇较低的食物。

③控制动物肝脏及其他内脏的摄入量，对动物脑、蟹黄、鱼子等要严格限制。

④用植物油烹调，尽量减少动物油脂摄入。

⑤多食用蔬菜、水果、粗粮等，保证适量膳食纤维、维生素、无机盐的摄入。尤应多食用富含烟酸和维生素 C、维生素 E、维生素 B$_6$ 的食品。

⑥以下食品具降血脂作用：

大蒜：可升高血液中高密度脂蛋白，对防止动脉硬化有利。

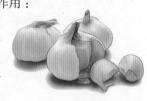

茄子：在肠道内的分解产物，可与过多的胆固

醇结合，使之排出体外。

香菇及木耳：能降低血胆固醇和甘油三酯。

洋葱及海带：可使动脉脂质沉着减少。

大豆：每天吃 115 克豆类，血胆固醇可降低 20%，特别是与动脉粥样硬化形成有关的低密度脂蛋白降低明显。

茶叶：能降血脂。

鱼类：含大量高级不饱和脂肪酸，对降低血胆固醇有利。

② 五个有效食疗方

①鲫鱼 1 条（重约 200 克），将鲫鱼去鳞及内脏，加葱、姜、料酒同赤小豆 60 克、蒜一起文火炖熟，食鱼喝汤。

②山楂 15 克，荷叶 12 克，煎水代茶饮。

③黑芝麻 60 克，桑葚 60 克，大米 50 克，洗净后一同放入砂盘中捣碎，再放入砂锅内加清水 3 碗，煮成糊状后，加入白糖即可食用。每日 2 次。

④大蒜榨汁，单味饮服，或加奶油适量调匀后一起服下；也可用大蒜油制成胶丸，饭后服用，每次 3 粒，每日 3 次，1 个月为一疗程。

⑤取绿豆 21 粒，胡椒 4 粒，同研末，用开水 1 次调服。

第四章

注重生活点滴，百岁人瑞在望

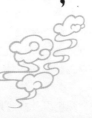

静心益寿，生活每一天

─○健康日记用处大，八项内容要记好○─

中老年是各种疾病的多发期，尤其是身患慢性病的老年人，在日常生活中必须注意保持健康的身体，随时留意自己的身体状况，从而有计划、科学地安排好自己的生活。那么，如何做到这一点呢？记健康日记是一个很好的方法。

健康日记具体应该记录以下内容：

①饮食情况，包括食欲和每天吃的主副食数量，特别是特殊食物如海鲜等的摄入情况。

②精神状况，记下每天对自己情绪影响较大的事情，察看自己的心态是激动还是平和，是兴奋还是消沉。

③大小便次数、颜色以及排泄是否困难。

④活动情况，如散步、游泳、打太极拳等，以及活动后的心跳、呼吸和全身情况等。

⑤睡眠和洗澡，睡眠是否借助于催眠药物，洗澡时是否有头晕、心慌等症状。

⑥检查治疗情况，记下每次进行身体检查的结果，如血压、心率等。

⑦长期吃药的慢性病患者还要把平时所用药的名称、药量、自己的吃药情况、饭后或服药后的一些反应一一记录下来，以便就医时提供给医生。

⑧治疗疾病的情况，记下每次化验、透视等各种检查的结果。

中老年人的健康日记可以自己写，也可以由子女、老伴代写。这样，就等于有了自己的"病历"，可以完整地记录自身的病情变化、治疗过程及心理活动，一旦发病，就能够给医生提供详细的参考资料，以利于诊治。

◦中老年人居室环境选择要点◦

居室有充足的阳光，可以增强中老年人的体质。但应适当控制采光面积，因为日照过量会使室内温度过高，给人以燥热和不舒服的感觉，一般来说，能保证每天两小时日照，就能起到杀菌和消毒作用。

室内通风换气对保障人体舒适感有着重要的作用，特别是对于高血压、冠心病患者尤为重要。可在窗上多安几个羊眼螺丝和风钩，就能根据需要来调节风速和风量了。

对中老年人而言，室温以 18 ~ 24℃为宜。夏季为了降低室温，可利用自然通风和电扇来调节；冬季，人体内热量少，除了注意穿着外，室内温度应尽可能保持在20℃以上。

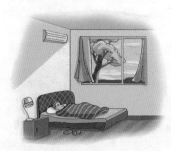

居室内也要注意保持相对湿度，在50％～60％为最好。北方天气干燥，为了增加空气湿度，可经常在炉上烧壶开水，或经常在地上洒一些水，在室内晾晒湿衣服，都是增加湿度的方法。

家具的选择和布置要适合中老年人的特点，一些棱角尖锐、开启不便、不好存放的家具不适合使用。

床不宜过高，以免上下床不方便。床位不宜放在穿堂风的通道上，以免风量过大或直吹人体。

在居室内放一把安乐椅或藤椅，往往比沙发还要实用，中老年人可坐在上面休息、阅读。

爱好养花的中老年人，可在室内摆上几盆鲜花和翠绿的观叶植物或盆景等；爱好书画的中老年人，可在墙上布置一两幅书画，或在书架上摆一两件工艺美术制品，既能陶冶性情，又能增添生活的乐趣。

◎日常洗漱应注意的四大方面◎

在我国的民谚中，素有"冷水洗脸，美容保健；温水刷牙，健牙固齿；热水泡脚，胜吃补药"的说法，这对老年人来说更是有百利而无一害的。

① 冷水洗脸

这是因为，天冷的时候，面部皮肤由于受冷空气刺激，毛细血管呈收缩状态，用热水洗脸，会感觉暖和舒适，但是，一旦热量散去，毛细血管又会恢复原状，这样一张一缩，易使中老年人面部皮肤产生皱纹，而用冷水洗脸，则可有效地改善面部血液循环，增强皮肤弹性和御寒能力，预防感冒等病症，同时还可保护视力，使头脑清醒，有益健康长寿。

② 温水刷牙

中老年人要想保护牙齿，不掉牙、不患牙痛病，最好是常年坚持每天用温水刷牙，不论春夏秋冬或是一天刷几次牙，都要用温水，饭后漱口也要用温水。因为温水不刺激牙根，会使齿缝内的细菌和食物残渣得以消除，从而达到护牙洁齿、减少疾病之目的。

调研显示，刷牙的水温在 35 ~ 36℃最为适宜，水温过热或过冷都会刺激牙齿和牙龈，引起牙龈出血和痉挛，甚至会导致牙周炎、牙龈炎及口腔溃疡等病症。

③ 热水泡脚

中老年人脚部受凉，会引起鼻咽活动减缓而导致防病能力下降。而用热水洗脚，尤其在睡前用 60 ~ 70℃ 热水泡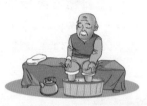脚，可舒筋活络，活血化瘀，促进全身气血运行和新陈代谢，使下肢肌肉得到放松。若在泡脚的同时，再对足心穴位进行自我按摩，还有消除疲劳、利于睡眠、祛病强身。

④ 经常洗澡

中老年人经常洗澡（或温泉浴），不但可以清洁皮肤，促进血液循环，缓解肌肉紧张，减轻疼痛，而且能使精神振奋、心情愉快，对身体健康大有好处。

◦中老年人洗浴六件事◦

① 水温不能过高

浴水的温度要不冷不热，一般以 37℃ 最为适宜。

有些中老年人唯恐着凉，在冬季将水温调得过高，这会使全身皮肤血管扩张，全身大量的血液集中到皮肤表面，导致心血管急剧缺血，引起心血管痉挛。如果持续痉挛 15 分钟，可发生急性心肌梗死；如果是大面积心肌梗死，就有猝死的危险。高血压病患者还会因全身皮肤血管扩张而使血压骤然下降，出现低血压，导致头晕、心慌等症状。

② 刚吃完饭不能洗澡

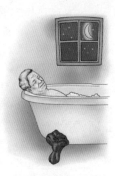

每顿饭后，人体都要从全身调集一部分血液到胃肠帮助消化。如果中老年人饭后立即洗澡，一方面会加剧心脏缺血，甚至发生心绞痛或猝死；另一方面，由于消化道血流量减少，会影响食物的消化吸收，诱发恶心、呕吐、上腹部疼痛等症状。

因此，中老年人不能在饭后 1 小时之内（包括早、中、晚三顿饭）洗澡，应选择在饭后 2 小时即下顿饭前 1 小时左右洗澡。洗热水澡前，可先喝一杯温开水，以补充全身血液容量。

③ 时间不宜过长

中老年人不要长时间把全身浸泡在热水中，因为体表的血管扩张，会导致脑血流量的减少，使人头昏眼花，严重者甚至昏倒或摔跤，造成骨折。

④ 洗澡前服药预防

患有严重冠心病的中老年人，首选药物速效救心丸 5 ~ 6 粒，咬碎含于舌下，不要吞咽。很快就可生效，但效果维持时间不长，如出现心前区憋气、闷痛，应再次含用速效救心丸，但一次用药数量要增加到 10 粒。

患有高血压病的中老年人，在洗澡前半小时服 1 片硝酸甘油或 1 片单硝酸异山梨酯，药效可维持 4 ~ 5 小时。

⑤ 动作不可过猛

中老年人洗澡时最好有家人在场，由他人助浴。同时，不要锁住浴室的门，一旦出现问题能及时请求帮助。中老年人自己洗澡时动作要舒缓些，可分次重点洗，以避免消耗过大。洗澡完毕，要慢慢站起来。洗澡后应休息 30 分钟左右，以恢复体力和心力。

⑥ 严防受凉

中老年人一般都有循环和呼吸系统的疾病，一旦受寒，会加重原有的疾病症状。所以，冬季在洗澡前，一定要提高浴室的温度，以脱光衣服后不觉得冷为宜。北方一般有暖气，问题不大。南方可以用电取暖器（切忌将煤气取暖器放置在浴室，以免煤气中毒）或浴霸预热，也可先在浴池内放进热水，以提高室内温度。

同时，浴室的门窗要适当关闭，但不能关得太严，以保证通风换气。洗澡完毕后，要用干毛巾把全身擦干，尽快穿上衣服。

◦中老年人看电视，三戒须遵守◦

❶ 戒晚饭后立即看电视

晚饭后，人们的消化器官需要血液供应，以完成水化食物的生理过程。如果中老年人此时看电视，大脑活动也需要血液供应，消化器

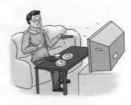

官的血液供应就相对减少，从而有碍食物的消化。

❷ 戒连续长时间看电视

中老年人长时间坐着看电视，易得"电视腿病"，表现为下肢麻木、疼痛、浮肿。这是因为老年人血液循环本就缓慢，加上长时间坐姿压迫下肢静脉，使血液循环不畅，造成下肢静脉血栓形成。

中老年人长时间凝视闪烁的屏幕和活动的图像等，尤其是观看那些质量低劣电视机的图像，也可引起头晕、头痛和疲乏等症状。因此，中老年人连续看电视半小时后，要闭目养神或做眼眶按摩，并起来走动走动。

❸ 戒观看激烈的竞赛和情节惊险的节目

急剧的情绪波动，对患有心血管病的中老年人而言可诱发意外；过度的紧张、兴奋，可促使动脉硬化患者的脑血管破裂而中风；冠心病患者则可因心肌缺

血而引起心绞痛，甚至心肌梗死。所以，中老年人应尽量避免观看刺激性过强的节目。

睡得香，健康才会相伴

◦香甜入梦必守的四个准则◦

① 创造优良的睡眠环境

卧室要安静，空气应流通，室温常保持在 25 ~ 28℃，相对湿度为 50% ~ 70% 为最佳睡眠环境。睡时注意保暖，可以用棉布兜肚护脐，内装一些温性药物如干姜、肉桂、麝香，即使夏日睡时也不必解

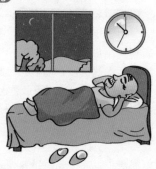

下；还可置一保暖坎肩，以保护肩颈项背，预防肩关节炎、颈椎病。

② 调节合适的睡眠时间

中老年人的睡眠时间是因人而异的，但优质的睡眠应是醒后全身舒适、疲劳感消失、精力充沛、头脑清醒。

③ 选择最佳的睡眠时辰

中老年人的睡眠时间要顺应四时，夏季日长夜短，天气炎热，可晚睡早起；春秋季节要早睡早起；冬季可早睡晚起。正常情况下，晚上 9 ~ 11 时是最佳入睡时间。

④ 重视午睡和打盹

午睡是弥补睡眠不足的好方法。老年人应该在午餐后休息 15 ~ 30 分钟再睡，睡眠时间一般为 30 ~ 60 分钟，不宜过长。但对于过度肥胖、血压过低和血液循环系统有严重障碍的人，应改在午饭前小睡 30 分钟，或饭后休息多些时间再睡。

中老年人白天有打盹的习惯，晚上更容易进入梦乡，也睡得深沉。一般白天打盹 2 ~ 3 次，每次 10 ~ 15 分钟，就能起到充电作用。

◎卧具选得好，安睡到天亮◎

中老年人易生骨关节疾患，所以不适合睡柔软的席梦思或棕绷床，应以木板床为宜，上垫床褥，宜柔软、平坦、厚薄适中，过厚易引起

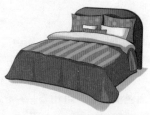

虚热内生，过薄则易受寒气外袭，都令人夜寐不安。

冠心病病人可将自己的床铺调整为上半身略高、下半身略低的坡度式床铺，有利于心脏疾病康复；胃下垂病人可将自己的床铺调整为下半身略高、上半身略低的坡度式床铺。

被子、床单、枕头均须整洁，以使中老年人感到舒适，易于安睡。被褥应松软柔和、干燥、舒适。被子不宜太厚太重，要常在阳光下暴晒。

枕头高度以不超过肩到侧颈的距离为宜，否则，枕头过低，头部血流充盈，血管壁压力大，睡醒后头脑发胀，眼皮浮肿，会加速颈椎的退变；枕头过高，头前屈，颈肌疲劳，脑供血不足，自然影响睡眠质量。特别是那些有睡眠呼吸暂停的中老年人，枕头过高或过低都会加重夜间呼吸暂停，选择合适的枕头尤为重要。

枕头应有适度弹性，以将中老年人的头放在枕头上压缩至 6～8 厘米为宜，这样可以衬托颈曲，让头略向前弯曲，放松颈部肌肉，呼吸、血液都通畅，从而确保睡好觉。具体选择如木棉枕、稻草枕、蒲绒枕、散泡沫枕等都可以。

市场现已投放有用中药充填的枕头，中老年人可辩证施"枕"：头痛目赤、肝火上炎者，选用菊花药枕；心神不定、夜寐不宁者，选用灯芯药枕；血压升高、面色潮红者，可用夏枯草药枕；颈椎肥大者，用颈椎病药枕；夏季睡绿豆药枕，冬季睡肉桂药枕。

◎睡有睡相，利于健康◎

　　人在睡眠时主要采取四种
姿势，即仰卧位、右侧卧位、
左侧卧位和俯卧位。

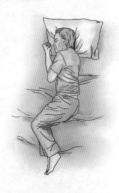

　　仰卧位时，肢体与床铺的
接触面积最大，因而不容易疲
劳，且有利于肢体和大脑的血
液循环。但有些中老年人，特
别是比较肥胖的中老年人，仰
卧时容易出现打鼾，会影响肺
内气体的交换而出现低氧血症。

　　右侧卧位睡有助于胃的内容物的排出，但却容易
使右侧肢体受到压迫，影响血液回流而出现酸痛麻木
等不适。

　　左侧卧位睡不仅会使左侧肢体受到压迫，胃排空
减慢，还使心脏在胸腔内所受的压力最大，不利于心
脏输血。

　　俯卧位可影响呼吸，并影响脸部皮肤血液循环，
使面部皮肤容易老化。

　　因此，中老年人最好采取仰卧位和右侧卧位睡法，
并注意适时调整。易打鼾的中老年人和有胃炎、消化
不良和胃下垂的中老年人最好选择右侧卧位。

◎夜间优质睡眠应四忌◎

（1）忌对灯而睡：人睡着时，眼睛虽然闭着，但仍能够感觉到光亮。中老年人对着灯光而睡，容易心神不安，难以入睡，即使睡着也容易惊醒。

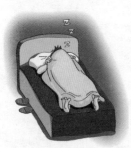

（2）忌张口而睡：张口而睡，空气中的病毒和细菌容易趁机侵袭，使"病"从口入，而且也容易使中老年人的肺部和胃部受到冷空气和灰尘的刺激，引起疾病。

（3）忌蒙头睡觉：中老年人怕冷，尤其是冬天，很喜欢蒙头睡觉，但这样对身体健康却极为不利。因为蒙在被中的中老年人会因此吸入大量自己呼出的二氧化碳，而又缺乏必要的氧气补充，容易造成呼吸困难，甚或引起其他疾病。

（4）忌当风而睡：中老年人的卧室要保持空气流通，但不要让风直接吹在身上。因为人睡熟后，身体对外界环境的适应能力就会低，如果中老年人当风而睡，时间长了，易引起感冒、风寒等疾病。

◎中老年人夜起须注意四件事◎

中老年人生理功能减退，肾脏功能减弱，所以晚上经常起来大小便,这属正常现象。但同时必须注意防止意外发生。

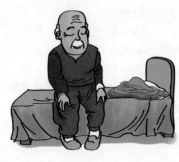

①从熟睡中起身后,动作要慢,要做到"三个半分钟",即平躺半分钟,在床上坐半分钟,双腿下垂床沿坐半分钟,最后再下地活动,以免血压骤变发生不测。

②起身后先把灯打开,不要摸黑走路,以防被东西绊倒或撞上东西而发生意外,如果要戴眼镜应将眼镜戴好。

③有病的中老年人夜间起来服药时,一定要把灯打开,看准了再服,以免摸黑把药物拿错,发生服错药等严重事件。

④一定要注意保暖,尤其在寒冷的冬春季节,必须穿上厚的睡衣或披上厚的衣服,以防感冒受凉。

◇六种特效食方拯救失眠◇

(1)小米粥:取小米适量,加水煮粥,晚餐食用或睡前食用,具有健脾、和胃、安眠之功效。据研究,小米中色氨酸和淀粉的含量都很高，食后可促进胰岛素的分泌，提高进入脑内色氨酸的数量，所以能起到使人安眠的效果。

（2）牛乳粥：先以粳米60克煮粥，待粥将熟时，加入新鲜牛乳半磅再煮为粥。牛奶中含有丰富的色氨酸，是人体制造血清素的原料。研究证明，大脑神经细胞中分泌物血清素可抑制大脑的思维活动，使大脑进入酣睡状态。而人失眠的时候，正是由于脑细胞分泌血清素减少，所以晚间食用牛乳粥，会产生催眠作用。

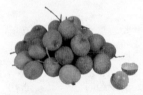

（3）桂圆肉粥：取桂圆肉30克、红枣5颗、粳米60克共煮粥，晚睡前服，其催眠效果良好，老人尤为见效。桂圆肉含有多种维生素和糖类营养素，不仅可以滋补强身，还有镇静、健胃作用，专治心脾血虚引起的失眠。

（4）红枣粥：取红枣10～15颗、粳米60克煮粥，晚餐趁温热服食。红枣味甘性平，含糖类、蛋白质、维生素C、有机酸、黏液质、钙、磷、铁等，有补脾安神的功效，经常食用，催眠效果良好，中老年人尤宜。

（5）莲子汤：取莲子30克，加盐少许，水煎服。莲子有益心肾、助睡眠之效，患有心悸怔忡、睡眠不实、高血压的中老年人，或由心火太盛引起的烦躁失眠者，每晚睡前服一剂，便可安然入睡。

（6）藕、藕粉：取鲜藕以小火煨烂，切碎后加适量炼熟的蜂蜜，睡前冲泡适量饮用。藕味甘平，含大量的碳水化合物，丰富的钙、磷、铁和多种维生素，具有清热、养血、补肺、滋阴等多种功效，不仅是老年人的滋养佳品，更有安神入睡的功效。

中老年人如果能将上述几种食方交替使用，不仅有安眠功效，而且还能起到补中、养血、益智、强心等健身作用。

老来俏也是长寿之法

◎中老年人防治白发"四重奏"◎

中老年人头发变白是一种正常的生理现象，但是，中老年人完全可以通过适当的保养手段，延缓这种生理现象的发生。

1 梳头

中医说梳头能疏经络，活血液，滋养头发等。反复梳头可产生电感应，刺激头皮末梢神经和毛细血管，使神经得到放松和舒展，促进血液循环，加速旺盛的新陈代谢。

具体方法是：

①用普通梳子或篦箕，由前发际慢慢往后梳至后发际，用十指梳理更好，可边梳边揉擦头皮。

②一日梳三遍，即起床后、午休间、临睡前，每次 1 ~ 2 分钟。

③梳时着力适中，既不能"蜻蜓点水"轻轻而过，也不能用力过猛如牛拉犁，以头皮有热、胀、麻的感觉为最佳。

② 抓头皮

每晚临睡前、翌晨起床后，手背向外，手心向内，张开十个手指，呈抓钩状，从额骨拈骨穴位抓起，经神庭穴、头顶各穴、拇指、食指、中指、无名指各抓 30 次。

③ 饮食营养

凡深色（绿、红、黄、紫色）食物都含有自然界的植物体与阳光作用而形成的色素，可以补充人体的色素，对头发色泽的保健有益。所以，中老年人平时的饮食应注意。

①主食可常食紫珠米、黑豆、赤豆、青豆、红菱、黑芝麻、核桃等。

②蔬菜类常食胡萝卜、菠菜、紫萝卜头、紫色包心菜、香菇、黑木耳等。

③动物类常食乌骨鸡、牛羊猪肝、甲鱼、深色肉质鱼类、海参等。

④水果类常食大枣、黑枣、柿子、桑葚、紫葡萄等。

⑤注意保证充足的蛋白质、维生素等。

④ 中药内服和外用

可选用马齿苋、白茯苓、干地黄、泽泻、卷柏、人参、松脂、桂心等，共捣为散，每日空腹以温酒送服，每日2次。适用于中老年人精血不足而导致的白发。

可选用菊花、巨胜子、旋覆花、白茯苓、桂心、白芷、牛膝、荜澄茄、覆盆子、旱莲草等，蜜制为丸，空腹温酒送下，每服30丸。适用于中老年人肝肾阴虚而导致的白发。

─◎中老年人染发谨慎，六个步骤须遵循◎─

刚刚步入老年期的一些中老年人在发现自己头发变白时，往往会选择将其染黑。但如果染发不当，则很容易对健康造成损害。

为了正确而有效地染发，中老年人可以参考以下具体染发方法和步骤。

①用洗发香波洗净头发，去除头发上污垢、脏物。

②用牙刷把染发药水涂到头发上，可从两鬓角处

开始，逐渐刷至顶部。在涂刷染发药水时，可使用梳子配合。头发可分成若干束，逐束涂刷药水，直到刷满全部头发为止。

③用梳子轻轻梳理头发，使全部头发浸透药液，然后让染黑的头发自然晾干。

④待头发自然晾干后（约半小时），用清水将染过的头发冲洗一次，去除头发上剩余药液。

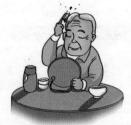

⑤用干毛巾将冲洗过的头发擦干，涂上发乳，头发自会乌黑发亮。

⑥每年染发次数最好能控制在两次以内，过多过频地染发容易对身体造成伤害。

◦化妆品永远不限年龄◦

有的中老年人以为自己年龄大了，就用不着化妆打扮，也不需要化妆品了。其实不然，中老年人也需要化妆品，这是因为：

①皮肤表面虽然有一层脂肪膜保护，但是由于风吹日晒，或者接触刺激性物品，脂肪膜会遭破坏。特别是老年人，皮肤老化，发硬变脆，表皮干裂。使用润肤类化妆品，可以补充皮肤中的脂类物质，使皮肤

光润、柔软。

②化妆品中含有洁净皮肤的物质，能清除皮肤表面污物，使皮肤洁净光滑。

③中老年人经常使用化妆品，还可以延缓皮肤衰老，防止皱纹。

因此，中老年人应注意选择合适的护肤化妆品：

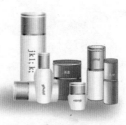

①干性皮肤的老人应尽量少使用碱性肥皂洗脸，可使用一些保湿润肤的洗面奶等。洗脸后搽上些油质护肤品。

②油性皮肤的老年人，可使用一般香皂洗脸。洗脸后不要搽油质化妆品，可选用一些保湿霜、露或粉质霜膏等。

③有皮肤过敏史者，应搽一些弱酸性化妆品。

◎控制老年斑六法◎

人到老年，面部除皱纹明显增多外，还会因血管逐渐老化与硬化长出很多褐色斑点，这种斑点被称为老年斑，也叫寿斑。老年斑多发生在面部、上肢等部位，大小不一，多少不等，通常在 50 岁以后即开始出现，随着年龄的增加，褐色斑点逐渐增多或扩大。

一般来说，老年斑的发生率很高，几乎绝大多数老年人都会发生，应注意控制：

①调整饮食中的脂肪含量，每天脂肪总的摄入量不宜过多，达到人体总热量的 20% ~ 25% 即可。另外，注意使饮食中的不饱和脂肪酸和饱和脂肪酸的比例合适，一般以（1.25 ~ 1.5）：1 为宜。

②多吃富含维生素 E、维生素 C 的食物，维生素 E 能减少褐质的形成和沉积，维生素 C 可以改善皮肤细胞代谢，都有助于防止形成老年斑。绿叶菜、水果、鸡蛋、动物肝脏等食物富含维生素 C、维生素 E、维生素 A。

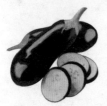

③多吃些茄子，老年斑也会明显减少。茄子味甘、性凉，含有丰富的维生素 A、B 族维生素、维生素 C、维生素 D，以及蛋白质和钙，能使人体血管变得柔软。茄子还能散瘀血，故可降低脑血管栓塞的概率。

④将枸杞子和地黄研为细末同服，可以治疗老年斑。

○中老年人选冬衣，保暖为首要○

中老年人在选择冬装时，首先应注意服装的保暖性；其次，服装的式样应以宽松、轻软为宜。比如，羽绒服装、驼毛服装、丝棉服装、蓬松棉服装等，都具有保暖性好、轻软舒适的特点。

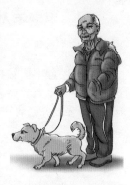

经济条件好一些的老年人，如选用裘皮服装，可选购狐皮、貂皮、滩羊皮、水獭皮，穿起来显得高雅、庄重、豪华、有气质；呢绒服装中，雪花呢、银枪呢、拷花呢大衣，御寒性能好，也显得高雅。

另外，中老年人要保暖，不只是要选好衣服、多穿衣服，还要讲究穿着方法：

①棉衣、毛线衣、绒衣越是松软，里面包藏的空气越多，绝热性能也越好，穿在身上就会觉得越舒适、暖和。

②身上的冬衣穿久了要在阳光下晒晒，让棉絮变得松软，保暖性就好。

③冬衣要合身，内衣要贴身，各层衣服之间要紧挨着，这样，各层衣服之间就保存着一层空气。

④既要注意上身保暖，也要注意下身、手脚部位保暖，免得一处透风，全身发冷。

⑤袖口、领口、裤脚要扣紧，不让空气进出，以使体内热量不散失。

◦中老年人选鞋七项注意◦

中老年人在选购鞋的时候，要注意以下七点。

（1）注意不要根据鞋号
选鞋：中老年人要亲自去商
店试穿，不要托亲朋好友从商
店代购鞋。因为不同生产厂家
的鞋虽然鞋号相同，但是鞋的

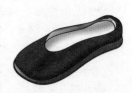

大小和舒适度却可能不一样。人到老年，脚的肌肉力
量减弱，足弓弹性下降，负重能力也大大降低，选择
合脚的鞋子，有利于活动和健康。

（2）注意鞋的前部应该宽一些：中老年人不要
选择前面太窄小的鞋，一定要避免让脚趾受到挤压，
这样才会感到舒服。

（3）注意保温：中老年人常患有动脉血管硬化，
血液循环功能差，供给脚的热量不足，而脚底受寒，
容易引起感冒。肠胃虚弱的中老年人，还会因脚部受
寒引起胃痛、腹泻、腿麻等症状。所以，中老年人所
穿的鞋必须保温效果好。

（4）透气性要强：脚上的皮肤在鞋中会不同程
度地散发水气，如不能及时散去，不仅会使中老年人
脚部散失的热量增多，不利保温，而且还容易感染脚
癣等症。

（5）注意要下午买鞋：经过一天的活动，老年人的脚在下午的时候会发生轻度肿胀，对于血液循环不好的中老年人，这种肿胀会表现得更为明显。所以，中老年人千万不要清晨买鞋，最好是下午去买。

（6）注意防滑：中老年人骨质疏松，对外界事物反应迟钝，动作缓慢，容易摔跤，造成骨折，而防滑的鞋子能在一定程度上避免意外发生。

（7）3厘米左右的鞋跟最合适：中老年人机体协调能力比较差，穿平底鞋会增加起步的应力，容易扭伤足踝。所以，中老年人应选择带有3厘米左右鞋跟的鞋，而且鞋跟还要软一些。

中老年性爱，添寿添福

⊙中老年人也应拥有"性"福生活⊙

性生活是老年生活的重要组成部分，而我国由于封建传统思想的影响和对性问题缺乏科学的认识，以至平时中老年人只要一提到有关性的问题，就会引来各种非议，很多中老年人也因此很少关心自身的各种性问题，结果给健康带来十分不利的影响。

据现代科学研究，性爱不是单纯为了繁衍后代，而是人类感情的需要，人越老越感觉需要爱，它可以

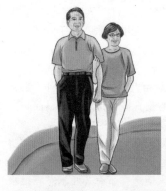

给人以幸福、快乐与满足。

从心理角度看，如果老年人的性要求和性行为受到不恰当的抑制，得不到应有的满足，就会引起精神上的烦恼和身体上的不适，可使身体免疫功能降低，造成某些病态，出现焦虑、紧张、抑郁等症状。

从生理角度讲，性爱可以扩张动脉血管，促进血液循环，活动筋骨，使肌肉和关节富有弹性，有益于老年人的身心健康，达到延年益寿的目的。

国内外学者研究公认，单身比婚配者、丧偶比白头偕老者、离婚比不离婚者死亡率要高，而且男性比女性更为明显。调查表明：一些恩爱老年夫妻，性生活可以保持到 70 ~ 80 岁，个别男性到 90 岁以上尚有精子生存。美国科学家还研究发现，性生活和谐的夫妇，直到临终前都保持着良好的性欲望。

因此，科学家奉劝中老年人：丧妻再娶，丧夫再嫁；永远不要停止性生活；上年纪的夫妻，应经常相互交谈、抚爱、拥抱和接吻。一句话，上了年纪的人，也应拥有"性"福生活。

◦中老年人必须纠正的三个性心理误区◦

在我国，中老年人在心理上常会有下面这样的"性误区"：

误区1：中老年人过性生活是"老不正经"

有的人在思想深处往往认为性生活是不光彩的事，当自己步入老年行列后，更觉得与生殖脱离的性生活属于无意义的肉欲，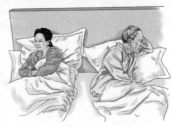自己再涉及性问题定会引起子女及他人的笑话——老年人拥拥抱抱、卿卿我我，那岂不是"老不正经"吗？

其实这些不过是封建残余思想作祟，夫妻间的性爱本是十分美好的事情，中老年人更不应该把性生活看成是可耻的事情。

误区2：上了年纪在性生活上会"力不从心"

随着年龄的增长，有些男人开始担心自己可能会出现阳痿，不能满足老伴的需要；而有的女人则会怀疑自己的容貌不再有吸引力，使丈夫不能充分享受性爱的乐趣……

事实上，这种担心反而会使正常的性功能受到压

155

抑。中老年人在进行性生活时，其实完全可以做到力所能及，只要学会互相探索，树立坚定的信心，就一定能找到适合双方的最佳性生活方式。

误区3：房事伤身，应固精养生

中医有"固精说"，认为人的精气宜固不宜泄，把禁欲当成养生之道。因此，很多中老年人都对性生活存有戒心，有些中老年人明明还有性的需求和进行性生活的能力，却担心"房事伤身"，会影响健康和寿命，便在心理上压制性欲，结果造成性功能减退，反而不利于身心健康。因此，中老年人应注意消除这种性心理误区，不必担心性生活会影响健康。

◦中老年人性爱八点注意◦

中老年人进行性爱前有几点需要注意。

①树立自信心，相信自己的性能力是正常的。

②轻松、愉快、客观地接受衰老这个客观事实，对于正常的性衰老也要有正确的认识。

③及时治疗老年性疾病，对症处理衰老过程中出现的生理、心理上的变化和不适，不让消极因素干扰性生活。

④性交前不要饱食和酗酒，以免发生意外。

⑤性交前应排空小便，以免尿失。

⑥中老年人的体温调节能力已有所下降，寒冷季

节时的性生活要防感冒，夏季要防大汗虚脱。

⑦中老年人的皮肤弹性下降，感觉不太灵敏，因此，需要更久、更多、更直接的机械刺激才易于唤起性兴奋。

⑧中老年人虽已无生育能力，不需避孕，但性生活还是有许多禁忌，不能随心所欲，毫无顾忌。下述情况不应过性生活：长途旅行或工作过度疲劳；刚洗完热水澡；过于兴奋；悲痛之至；一方发高热，病情严重；女方阴道出血或有炎症。

培养良好生活乐趣

◇读书有味身忘老◇

古往今来，许多名人都对读书养老这一问题有过精辟的论述。南宋大诗人陆游的深切体会是"读书有味身忘老"，"病需书卷作良医"。现代散文作家秦牧的感想是"书中自有妙药"。戏剧电影大师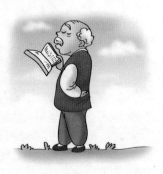

夏衍则说得更具体："不爱动脑，不喜欢读书，不爱思考的人，很容易得'阿尔茨海默病'"。

现代科学家认为，老年人读书主要是脑运动。人的大脑用则进，不用则退，尤其是中老年人经常读书，可增强人的思维能力，促进大脑细胞的新陈代谢，预防大脑功能过早老化和衰退，再通过脑协调控制全身的功能，达到健康长寿的目的。

对中老年人而言，书的作用非保健品可比。志满时，书是心灵的净化器，认真读书能达到超凡脱俗的境界；烦闷时，书是安慰者，能让您处变不惊，宁静致远。许多疾病都来源于不良的情绪和不良的品行，而读书正是最好的心理疗法和道德规范。

现代中老年人一般都有文化基础，读书养老适应面较广，只要培养起兴趣，完全可以身体力行。读什么书，完全可以自己选择，比如，欣赏一些名言警句，学习一些名人的养生之道，了解一些国内外时政要闻等。

为了坚持读书，中老年人可根据自己的生活习惯安排时间，每天读书两次，每次一小时左右。晨练之后吟诵、朗读诗词美文，既使咽喉得到锻炼，扩大肺活量，又可激励中老年人的思想感情，产生心理效应；午睡之后，清茶一杯，静坐阅读，心无旁界，一片清明，完全进入书里描述的境界，更是一件乐事！

◎笔砚留香，挥毫泼墨伴夕阳◎

习字书法，人之雅趣。古人云：写用于养心愈病，君子乐之。苏东坡曾说："笔砚纸墨皆精良，亦自是人生一乐。"元代黄公望提倡"以画为寄，以书为乐"。陆游有诗言："一笑玩笔砚，病体方知轻。"可见，书法不仅是一种创作，还可以练功养生。

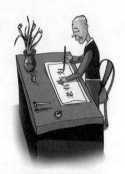

中老年人在练书法时"不思声色，不思得失，不思荣辱，心无烦恼，形无劳倦"，躯体和精神就会得到放松，大脑处于低兴奋状态，运笔使气力相生，精神专注，合于循体之规、"无厚入有间"的养生之道，可对机体起到调节、修复等作用，推迟或延缓脑的老化。

练习书法还可使中老年人的手臂肌肉得到锻炼，调节呼吸。被毛泽东誉为"红军书法家，党内一支笔"的舒同，在与外国朋友交谈时曾说："我平均每天坚持写一个多小时的字。这对我的身体很有好处，经常写字气血畅通，疾病也少。"

俗话说，养身要动，养心要静，练习书法既有动，又有静，是最好的养生之道，所以，老年人应多挥毫泼墨，调养身心。

◎超然斗智，棋道颐养天年◎

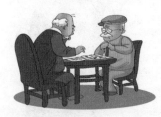

下棋，既是中老年人的一种社交活动，更是锻炼老年人智力的娱乐活动。老年人常弈棋，能锻炼思维，保持智力，消除寂寞，充实生活，有利于祛病延年。

古人云：弈棋者长寿。古今棋手长寿者不乏其人，明末的高兰泉、清末的秋航，都高寿 90 岁以上；近代象棋名手林弈仙，去世时 93 岁；当代棋王谢侠逊去世时年过百岁。

下棋堪称"斗智"艺术。棋盘之上，虽然只有寥寥数子，但却韵味无穷。两军对垒，是智力的角逐；排兵布阵，是思维的较量。中老年人经常下棋，自然能维持智力，锻炼思维，防止脑细胞衰退。

下棋还能帮助中老年人恢复记忆力，提高理解和判断能力。在下棋的过程中，中老年人为了取胜会不断加强算度，算度越深，获胜的机会就越大。中老年人纹枰（棋盘的意思）而坐，从容议兵，虽然棋子不多，却奥妙莫测，变化万千，自然而然地走入丰富多彩的世界中，享受到无穷的乐趣。

下棋更能养身怡性。下棋时，双方必须精神集中，全神贯注，头脑冷静，深思远虑，心平气和，杂气全消，谋定而动，才能在谈笑之中决出胜负，这对中老年人意志的锻炼、品格的修养、性情的陶冶无疑都具有极大的帮助。

下棋对中老年人的养生存在着诸多的益处，但无论如何，下棋都是一种消遣，所以老年人必须注意保持一种超然的态度，要善于控制情绪，不以输赢为重，不过分紧张和激动。否则，过分冥思苦想，就会引起情绪波动，妨碍身心健康。

◎莳花弄草，健身养心怡性◎

人类爱花，古来有之。而人类之所以爱花，不仅因为花能美化环境，还因为它对人类健康有很大的助益。老舍在散文《养花》中说："我总是写了几十个字，就到院中去看看，浇浇这棵，搬搬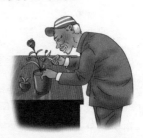那盆，然后回到室中再写一点儿，继而再出去，如此循环，把脑力劳动和体力劳动结合在一起，有益于身心，胜于吃药。"

161

对于中老年人而言，养花是一种愉快的劳动，比如移盆、换盆、松土、施肥、浇水、剪枝等都能活动四肢，灵活关节，使身体得到锻炼。尤其是自己亲手栽培的花木，差不多每天都要去关照，看花蕾孕育、绽蕾而出、花朵盛开，既有期待的喜悦，又有通过自己辛勤劳动而获得报酬的欢乐。

养花也是陶冶情操、有益身心的一项活动。中老年人寄情于红花绿叶，可以从枝繁叶茂的勃勃生机中感受到自己生命的价值，激励对生活的热爱，从而消除夕阳西下的迟暮感。南宋诗人陆游晚年在家种花，写诗自娱："方兰移取遍中林，余地何妨种玉簪，更乞两丛香百合，老翁七十尚童心。"

现代科学同时证明，花的香气能镇静安神，调和血脉。紫罗兰和玫瑰的香味使人心爽朗、愉快；天竺葵的香味能镇静神经和消除疲劳；康乃馨的幽香有"返老还童"之妙，可唤醒老年人对自己孩提时代纯朴欢乐的回忆；茉莉、丁香的香味可以让人感觉轻松；金银花的香味有明显的降压作用，等等。

据观察，经常从事园艺劳动的人较少得病，这是由于花草树木生长的地方，空气清新，负离子积累也多，可以获得充足氧气；同时，经常醉心于种植、培土、灌水、收获，也易忘却其他不愉快的事，从而调节机体神经系统功能，为防病与病的自愈提供了有利条件。

因此，老年人在离退休之后，不妨多多栽培花卉，既有益于健身，又可怡情养性，增添生活乐趣，可谓一举数得！

◎养鱼赏鱼，自得其乐◎

养鱼是中老年保健的一项必修课，通过适当的体力劳动、轻松愉快地欣赏和不断更新的技术知识，定会使心情变得舒畅，精力更加旺盛。

① 养鱼可使人变得勤快

给鱼缸换水是一件挺累的事，但因每次换水都是为鱼的"居室"搞一次大扫除。为了让鱼儿吃好，还要自己动手缝制网具，每天清晨到附近河溪里去捞鱼虫。平和的心态，轻微的体力劳动，天长日久，其健身功效不亚于气功、太极，既可舒展筋骨，又可轻松大脑。

② 养鱼贵在观赏

观鱼赏心悦目，神清气爽，可消除中老年人的疲劳感，化解生活中的烦恼，对怡神、养性、益寿都非常有益。闲来无事之时，中老年人不妨静坐在鱼缸前，用眼睛和心境与鱼交流，感受心气恬静，体味自我的人生乐趣。

③ 养鱼能增长知识

为了更好地喂养金鱼，中老年人会不断地增长自己的生物知识，从而培养了自己爱自然、爱生物的情操和热爱生灵的博大胸怀。加之养鱼的环境宜人，更增添了生活乐趣，陶冶了审美情操。

老来闲哉，养鱼观赏，宁静平和，免灾去病，颇有此身融入大自然，其乐融融之感，相信中老年人定会受益匪浅。

◎游山玩水须注意八个要点◎

中老年人旅游应该注意以下几点：

①行前要体检

中老年人旅行前都应先做体检，征得医生同意，方可前往。然后，再根据自身状况和病情,选定旅游点，安排旅行日程，能远则远，不能远则近，不要勉强。

②选择适宜的季节

对年轻人来说，一年四季都是旅游的好时光，即使是在寒冬腊月，也可踏雪赏梅，领略那银装素裹的自然景色。可对中老年人来说，就不能如此随心所欲了，特别是对患心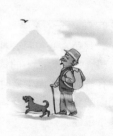血管及呼吸系统疾病的老人来说，寒冷的天气不宜出游。炎热的夏季对中老年人也不适宜，易引起中暑。故而中老年人旅游的最佳时期，应该是春秋两季。

③ 选择适宜的景点

我国地域广大，拥有众多的名山秀水，但中老年人宜少游山，多玩水，多游古典园林。因为游山免不了要登高涉险，中老年人的腿脚毕竟不如年轻人利索；若游古典园林，赏玩湖光水色，便无攀登之劳。如可游玩浙江的西湖、无锡的太湖、苏州的古典园林等，这些迷人的景色会使老年人感到赏心悦目，心情愉悦。

④ 要结伴同行

有的老年人不服老，精神虽佳，但体力毕竟已随着年龄增大而日渐衰退，这是不可抗拒的自然规律，六七十岁的老大爷怎么能比得上二三十岁的小伙子？

所以，老年人最理想的旅游方式，是与一位比较年轻的人结伴同行，彼此之间可以有个照应；也可以跟团旅行，在出发前要及时向随团保健医生介绍身体状况或病情；再者，随身还需携带一根拐杖，以助一臂之力，确保行走安全。

⑤ 携带必要的药品

这些药品主要包括两类，一是要携带一些防治慢性病的药，如患有高血压、糖尿病、冠心病的中老年人，出游时尽管无症状表现，但也要有备无患，带些必要的药品；二是要带一些防止晕车、晕船和止泻、消炎或通便的药，出门在外，生活习惯有所改变，容易引起便秘，也可因水土不服而出现腹泻；还要带一些伤湿止痛膏、酒精、药棉、红药水之类的物品。

⑥ 携带适当衣服

春秋季节，天气的变化多、温差大，尤其是春季，早晚气温悬殊较大，所以必须多带些轻便、保暖的衣服，便于增减和替换；最好穿双适足、松软、透气的鞋，保证旅游顺利；还要带上雨具，以防遇到天气突变，使身体受凉。

⑦ 避免过度疲劳

乘火车人多拥挤，车厢污浊，坐汽车颠簸厉害，倍感疲劳，故中老年人长途旅行最好坐卧铺或飞机，也可分段前往。旅行日程安排宜松不宜紧，时间一般以一星期为宜，若旅游时间过长，使体力消耗过多，反而对身体健康不利。活动量不宜过大，行步宜缓，循序渐进，量力而行，以免劳累过度，加重心脏负担，引起旧病复发。若出现头昏、头痛或心跳异常时，应就地休息或就医。

⑧ 饮食起居多注意

旅途中饮食宜清淡，少吃方便面，多吃蔬菜水果，以防便秘；不食用不卫生、不合格的食品和饮料；不喝泉水、塘水和河水；尽量在住地餐厅用餐，自备餐具和水具，既方便又卫生。

第五章

运动健身，长寿延年

科学运动，健康长寿

◎中老年健身要适度◎

① 锻炼前要做身体检查

中老年人在运动锻炼前最好做一次较为全面的身体检查，然后根据身体情况选择合适的锻炼项目。同时，身体检查的结果又可作为锻炼前的客观指标，便于与锻炼后的情况进行比较，判断运动锻炼的效果。

如果中老年人身体一向较好，也可以自己检查一下，如连续下蹲 10 ~ 20 次，或原地跑步 15 秒，看是否有心悸、气促、胸闷等症状，如果没有即可开始锻炼。

② 选择适宜的锻炼项目

中老年人的运动项目，一定要根据自身健康状况、条件、爱好等进行选择。一般来说，以选择各个关节、各部分肌肉都能得到较好锻炼的运动项目为宜，如慢跑、快步走、游泳、太极拳等，而不应该选择运动强度过大、速度过快、竞争激烈的运动项目。老年人也可以利用运动器材进行锻炼。

③ 运动锻炼要循序渐进

中老年人大多骨质疏松，肌肉弹性减低，反应迟缓，易出现跌撞、骨折等险情。所以，中老年人在参加锻炼时要轻、要慢、要稳，绝不能急于求成，而应该有目的、有计划、有步骤地进行，要日积月累，这样才能取得满意的锻炼效果。

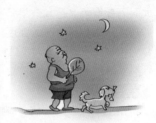

开始锻炼时，运动量宜小，应从最简单、最轻微的活动开始，一点儿一点儿地增加运动量。每次运动量的增加，间隔时间都应长一点儿，要等适应以后再逐渐增加。锻炼的动作要由易到难、由简到繁、由慢到快，并注意由静到动、由动到静、动静结合，时间也要逐渐增加。

每次运动时要经过一段时间的锻炼后，以运动时感到发热、微微出汗，运动后感到轻松、舒畅，食欲及睡眠均好为宜。

④ 掌握合适的锻炼时间

在过热或过冷的环境条件下进行运动，对于中老年人来说，存在着一定的危险因素，因此，中老年人在运动时应注意时间段的选择，夏季应选择凉快的时间进行运动，冬季则应在暖和时间段参加运动。

此外，也应注意食后不要立刻进行锻炼，否则会给胃肠带来机械性刺激，使胃肠内容物左右上下振动，损伤胃的生理功能；同时，饱食后副交感神经兴奋，此时若要锻炼，运动效果是不显著的。研究显示，中老年人在进行锻炼时，强度运动可在食后 2 小时后进行，中度运动应在 1 小时后进行，轻度运动在 30 分钟以后进行最合理。

⑤ 注意运动安全

中老年人在运动前，应把握当日的身体状况，如有睡眠不足感、过度疲劳感、感冒、痢疾或其他明显不适，则应进行轻度的运动锻炼。

中老年人抵抗力较差，故冬天应注意裸露部位的保暖，夏天注意防暑。运动时适当减衣，运动后及时加衣，预防感冒。

冠心病、高血压、脑血管疾病患者，在锻炼时最好有人陪同，以免发生意外，同时注意随身带好病历卡及必需的急救药品。

◦做好准备活动和整理活动◦

中老年人在进行健身运动前应先做准备活动，运动结束后再做整理活动。

① 准备活动

简单地说，准备活动就是在进行运动之前使人体能够有准备地从安静状态逐步地过渡到运动状态。

中老年人的肌肉、韧带的应急性差，突然运动往

往不能适应，而在运动之前
做好准备活动，则可以提高
体温，使肌肉、肌腱的供血
充分，预防肌肉撕裂及肌腱
断裂。

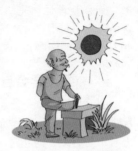

　　运动前的准备活动，包
括摆头、转头、扩胸、转腰、
踢腿等准备动作，还可以采
取散步、小跑及体操等全身性活动形式。准备活动的
长短要根据季节气候、运动能力等不同而有所不同，
一般为 10 ~ 20 分钟，以身体微微出汗为宜。准备活
动后，应休息几分钟再进行锻炼，但不能休息过久。

② 整理活动

　　在锻炼之后做整理活动的目的，是使中老年人更
好地由紧张的运动状态逐步过渡到安静状态，使肌肉
及时得到放松，以加速代谢产物的消耗和排出、消除
疲劳、促进体力恢复，从而避免由于局部循环障碍而
影响代谢过程，造成恢复过程的延长。此外，中老年
人做好整理活动，还可预防突发性死亡事故。

　　整理活动的主要内容包括：1 ~ 2 分钟的缓步慢
跑或步行；下肢的柔软体操和全身的伸展体操；下肢
肌肉群的按摩（特别是针对运动后容易痉挛的肌肉群）
或自我抖动肌肉的放松动作。

如果整理运动完结之后仍有疲劳感，可用温水淋浴，用温水泡脚，或洗澡。适于解除疲劳的水温是40℃左右，时间以 10 ~ 20 分钟为宜。

◎必须学会自我监测运动量◎

自我监测，就是指在运动过程中，经常对健康状况进行观察、记录和评价，目的在于适时调整运动处方和锻炼计划，防止过度疲劳，避免发生运动损伤，诱发疾病。因此，参加运动锻炼的中老年人应该学习自我监测的知识和方法，并坚持在运动锻炼的实践中加以应用。

自我监测的内容包含以下两个方面：

一是主观感觉，一般包括运动前、中、后的各种感觉，食欲，睡眠，运动欲望，排汗量，有无疲乏感，心悸，气短，头痛，腰腿痛等。

（1）饮食：中老年人通过适当运动，可增强胃肠消化功能，改善食欲，食量稍增；如食欲下降，需考虑运动项目和运动量是否合适，适当调整。

（2）睡眠：中老年人通过运动，一般都会改善睡眠；若通过一段时间锻炼，反而失眠加重，且出现腰酸腿痛难忍，则考虑是否运动过量，及时调整。

（3）疲乏程度：中老年人在运动后，特别是刚开始锻炼时，一般会有轻重不等的疲乏感，而随着锻炼的经常化，适应性增强，疲乏感会逐渐消失。如果在健身锻炼后，感到困乏越来越重，甚至产生厌倦感，说明运动量过大，可适当调整。

二是客观检查，包括测量脉搏、呼吸、体重等。

（1）呼吸：运动中呼吸稍快，属正常现象，但不可过快，呼吸次数以 24 次 / 分钟为宜，如出现频繁咳嗽、喘气、胸闷和呼吸困难，则应减小运动量或停止继续运动。

（2）脉搏：可从测脉搏中获得。60 岁以内的中老年人，脉搏不超过 120 次 / 分钟，运动量适宜；如果达 130 ~ 140 次 / 分钟，则说明已超量，应减

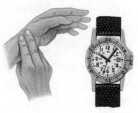

小运动量。60 岁以上的中老年人，脉率应保持不超过 110 次 / 分钟，如出现脉搏次数减少或脉律不整齐，应立即停止锻炼，休息 3 ~ 10 分钟后，即可恢复至平时水平，必要时应去医院进行检查。一般健康中老年人在运动后 10 分钟，脉率应恢复正常，如不能及时恢复，说明运动量过大，应予调整。

（3）体重：可每周测体重 1 ~ 2 次，最好在每周的同一时间测量。一般开始锻炼的 3 ~ 4 周体重会适当下降，这是由于新陈代谢增强，脂肪减少的缘故。

随后，体重会相对恒定在一定的水平上。如果体重持续下降，可能是运动过量或其他原因，应及时查明。

◎锻炼中要注意适时补水◎

老年人在运动中补水时，应注意正确安排饮水量、饮用方法和饮料的成分。

① 补水量

一般单凭主观口渴感来掌握饮水量是不够准确的，较好的指标是身体出汗量，运动中补充的水量以达到出汗量的80%为宜（出汗量可由运动前后的体重变化测得）。掌握饮水量的简单办法是在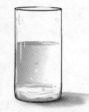满足解渴的基础上适当加饮一些。但是，饮水量也不能过多，饮水量超过出汗量时对机体也有不良影响，可引起低钠血症（又称水中毒）。

② 水的温度要适宜

水的温度以8～14℃为宜，这种温度的水通过胃的速度较快。中老年人胃肠功能较差，尽量不要饮冷水，突然的冷刺激，会使胃肠道的血管收缩而引起痉挛，以致发生消化系统的功能紊乱，从而不利于水的吸收，反而不能从根本上解决"渴"的问题。

③ 运动前先补水

为了在体内暂时贮存一些水分，减轻运动时的缺水程度，中老年人可在运动前 10 ~ 15 分钟适当补水，这样可以使循环血量增加，血液黏稠度降低。但切记不要一次饮水过多，以 150 ~ 200 毫升为宜，以免增加心脏及胃肠道的负担。

④ 少量多次

运动中，中老年人饮水应少量多次，间隔 20 ~ 30 分钟 1 次，每次 150 ~ 200 毫升，大约 1 茶杯。这种饮水法，水分源源不断地进入体内，使血容量不发生太大变化，机体内环境较稳定，也不增加胃肠和心脏的负担，有利于生理过程和运动活动的进行。

运动中切忌一次大量饮水，因为大量水分骤然进入体内，会使血液稀释，血容量增加，加重心脏的负担。此外，大量的水滞留在胃中，也会使中老年人感到不适，并妨碍运动，降低运动能力。

⑤ 运动后不要大量饮水

运动后不应一次大量饮水，若运动时间较短，环境温度不高，可在运动后慢慢补充丢失的水分，以少量多次的方法饮用最好。

⑥ 补淡盐水

汗液中含有许多无机盐，出汗带出体内的盐分，可发生机体缺盐的状态。轻度缺盐，表现为全身无力、食欲差等；重度缺盐，可发生肌肉痉挛、恶心、呕吐、心脏衰竭，甚至神志不清、昏厥等。因此，中老年人在健身时，如果水、盐损失较多，应注意补充，可以喝一些淡盐水或者吃饭时喝的汤里多放一些盐。

⑦ 补充电解质

中老年人在运动健身后，喝电解质饮料有助于机体电解质的补充和促进体力的尽快恢复。电解质饮料的配置方法，是在饮料中添加一些钠、钾、氯、镁、钙、磷等无机盐。为了调节口味和补充机体能量的消耗，还可以加入一些糖。

运动项目慎选择

◦季节不同，运动项目也不同◦

① 春天适合中老年人的健身方法

①在室外，可以进行散步、慢跑、骑自行车、打门球、打羽毛球、打短式网球、踢毽、跳绳、放风筝、打太极拳等传统健身项目及健身操、交谊舞、郊游、登山等，还可以利用社区的一些健身器材进行锻炼。

②春季风沙天气时，可以在室内打乒乓球、保龄球、游泳及利用一些器材进行健身项目等。

② 适合中老年人夏季选择的健身方法

在夏季，中老年人适合进行游泳、划船、散步、慢跑、骑自行车、球类运动、踢毽、跳绳、打太极拳等传统健身项目及健身操、交谊舞等项目。

③ 秋季适合中老年人运动健身的方法

①中老年人可以进行散步、慢跑、登楼梯、骑自行车，打乒乓球、高尔夫球、台球、保龄球、门球、羽毛球、短式网球、踢毽、跳绳、太极拳等传统健身项目及健身操、交谊舞、郊游、登山等。

②如果中老年人准备进行冬泳，那在秋季时就要不间断地进行游泳，适应逐渐降低的水温。

④ 冬季适合中老年人的锻炼方法

①室外运动包括跑步、快走、武术、跳绳、踢毽、登山、健身操、冬泳、打门球等。

②如果室外气候恶劣，就应该在室内进行活动，推荐的运动健身项目为：乒乓球、羽毛球、台球、短式网球、游泳、登楼梯、室内健身器材的训练、棋类活动等。

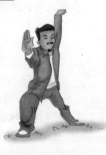

值得注意的是，四季之中有些运动项目比较激烈，比如羽毛球、乒乓球、跳绳、武术等，老年人必须具

备一定的运动基础才可进行。

⊙ "有氧代谢运动之王"——慢跑 ⊙

慢跑又称健身跑，作为强身健体的手段已风靡世界，成为获得智慧、健美、长葆青春的重要法宝，也成为现代生活中防治疾病的一种有效手段，为越来越多的中老年人所选用。

中老年人经常慢跑，对锻炼心肺血管的功能颇有好处：

一是慢跑时吸入的氧气量比静坐时多 8 倍，可使肺活量明显增加，肺泡得以充分地活动，可有效地阻止肺组织弹性的衰退，改善和提高肺功能。

二能改善大脑皮质功能，调节大脑皮质和内脏的联系，改善各系统器官的协调性，调节血管收缩、舒张功能，使血管弹性增加，有利于血压的稳定，患有高血压者可促使血压逐渐下降。

三是可加强和改善心脏的泵功能，提高心肌的兴奋性，使心脏收缩力增强，心跳变慢，心排血量增加，并可扩张冠状动脉和促进冠状动脉的侧支循环，增加冠脉血流，改善心肌营养，可防止或减少心绞痛发作，对防治冠心病有较好的作用。

四是可以降低体重，改善脂肪代谢，降低血中甘油三酯和胆固醇的含量，并能促进已经沉积在动脉壁上的胆固醇逐渐消退，故对防治高脂血症、肥胖症、冠心病、动脉硬化、高血压等疾病大有好处。

中老年人在跑步时，应注意以下几点：

①初次锻炼时，可慢跑 5 ~ 10 分钟，逐步适应后可增至 15 ~ 20 分钟。最好是每日坚持锻炼 1 次，有困难者每周至少锻炼 3 次，每次逐渐增加到 30 ~ 40 分钟。

②跑步时脚步要轻快，步子宜小，不要脚跟先着地，要脚尖逐渐过渡到脚跟；膝盖落地要有弹性，步伐要有节奏；双臂摆动自然；要用鼻子吸气，用嘴呼气，呼吸要深长、细缓有节奏，每跑 2 ~ 3 步吸气 1 次，再跑 2 ~ 3 步呼气 1 次。

③跑步速度切忌过快，一般可用 120 ~ 130 米 / 分钟的慢速度进行，以边跑边和同伴说话聊天、不喘粗气、不面红耳赤为度。

④跑步的距离应由近到远，以自觉全身舒畅为度。开始可以从走、跑数十米、数百米入手，适应后慢慢增至两三千米，切忌操之过急。如遇雨雪、大风天气或因其他原因不能外出锻炼时，可在室内进行原地跑锻炼。

⑤要掌握合适的心率：一般 60 岁的人跑完的合适心率为 96 ~ 112 次 / 分钟，65 岁为 93 ~ 109 次 / 分钟，70 岁为 90 ~ 150 次 / 分钟，80 岁为 84 ~ 98

次/分钟。

⑥慢跑结束后不宜马上停下来，要逐渐减速，可以缓慢步行或原地踏步，做些放松整理活动，慢慢恢复到安静状态。

◎练好"五禽戏"，养生并长寿◎

所谓五禽戏，就是指模仿虎、鹿、熊、猿、鸟五种禽兽的动作，组编而成的一套锻炼身体的方法。

中老年人经常练五禽戏，会感到精神爽快，食欲增进，手脚灵活，步履矫健，具有强壮身体的作用。五禽戏对于肺气肿、哮喘、高血压、冠心病、神经衰弱、消化不良等症，也有预防和防止复发的功效，尤其是对中风后遗症，能有效改善病人的异常步态和行走姿势，防止肌肉萎缩，提高人体的平衡能力。

五禽戏的练法有两种：一种是模仿五种禽兽的动作，用意念想着它们的活动，自然地引出动作来，只要动作的前后次序有个组合就可以了，每次锻炼的动作次序可以不完全一样。另一种是参阅现有五禽戏的书籍，学习整套动作。具体方法如下：

1 熊戏

右膝弯曲，左肩向前下晃动，手臂亦随之下沉；

右肩则稍向后外舒展，右臂稍上抬。

左膝弯曲，右肩向前下晃动，手臂亦随之下沉；左肩则稍向后外舒展，左臂稍上抬。

如此反复晃动，次数不限。

练熊戏时要在沉稳中寓于轻灵，将其剽悍之性表现出来。本动作有健脾胃、助消化、活关节等功效。

② 虎戏

第一左动：自然站立，左脚向左跨步，右手向左上方画弧横于前额，呈虎爪形，掌心向下，距额一拳，左手横于后腰，掌心向上，距腰一拳，身向左扭动，眼看右足跟，抬头，强视片刻，形似寻食。

第二右动：方向相反，动作相同。

练虎戏时要表现出威武勇猛的神态。本动作作用于华佗挟背穴和督脉，用于坐骨神经痛、腰背痛、脊柱炎和高血压等病。

③ 鹿戏

第一左动：自然站立，左腿起步踢出，上体前倾，脚掌距地一拳，右腿微屈，成剪子步；右臂前伸，腕部弯曲，手呈鹿蹄形，指尖下垂与头平；左臂于后，距腰一拳，指尖向上，眼为斜视。

第二右动：方向相反，动作相同。

练鹿戏时要注意体现其静谧怡然之态。本动作可强腰肾，活跃骨盆腔内的血液循环，并锻炼腿力。

④猿戏

第一左动： 自然站立，左腿迈出，足跟抬起，脚尖点地，右腿微屈提步；左臂紧贴乳下方，指尖下垂成猿爪形；右臂弯曲上抬，右手从右脑后绕于前额，拇指中指并拢，眼为动视。

第二右动： 方向相反，动作相同。

练猿戏时要仿效猿敏捷灵活之性。本动作有助于增强心肺功能，健壮肾腰。

⑤鸟戏

第一左动： 两脚平行站立，两臂自然下垂，左脚向前迈进一步，右脚随之跟进半步，右脚尖点地；同时两臂慢慢从身前抬起，掌心向上，与肩平时两臂向左右侧方举起，随之深吸气；两脚相并，两臂自侧方下落，掌心向下，同时下蹲，两臂在膝下相交，掌心向上，随之深呼气。

第二右动： 方向相反，动作相同。

练鸟戏时要表现出展翅凌云之势，方可融形神为一体；本戏又称鹤戏，即模仿鹤的形象，动作轻翔舒展，可调达气血，疏通经络，活动筋骨关节。

中老年人在练习五禽戏时要领如下：

①先有意念活动锻炼，再配合呼吸和肢体活动，三者融为一体。

②必须象形取义，如学虎的抓、扑、旋转等动作，

学鹿的触、走、盘坐等动作，学熊的推、攀、摇晃行走等动作，学猿的跃、踩、转、闪、进退等动作，学鸟的飞、落、伸展等动作。

中老年人练习五禽戏时，应注意选择空气新鲜、草木繁茂的场所，每日可锻炼 4 ~ 5 次，每次 10 分钟。

⊙中国武术的奇葩——太极拳⊙

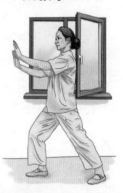

太极拳是我国传统运动项目，具有健身和延年益寿的功效，是非常适合中老年人参与的一种锻炼项目。

第一，打太极拳时须全神贯注，注意力高度集中，眼随手转，步随身换，动作圆滑、连贯、稳健、协调，动中取静，这有利于大脑的休息。

第二，太极拳的动作有助于延缓肌力衰退，保持和改善关节运动的灵活性。

第三，太极拳动作缓慢柔和，柔中有刚，肌肉有节奏地舒缩，对调节大脑皮质和自主神经系统功能具有独特的作用。

第四，可治疗多种慢性疾病，如高血压、神经衰弱、溃疡病、肺结核、肝炎恢复期、骨关节病等，具有祛病延年的良好功效。

中老年人在打太极拳时应注意以下几个问题。

①太极拳的流派较多，中老年人初学以练国家体委公布的"简化太极拳"为佳，简便易学，效果较好。

②最好在清晨或傍晚进行太极拳锻炼，清晨可使身体各器官活动起来，为进入工作和生活做好准备；傍晚练拳有助于消除疲劳。

③练拳时要选在地面平坦、环境幽静、空气新鲜的室外或室内进行。

④练拳前要做好准备活动，适当活动四肢。

⑤打太极拳时要调整好呼吸，呼吸要稳定深长，有利于锻炼呼吸肌和增进食欲。

⑥练拳时尤要注重以心行气，以气运身，逐步达到炼精化气、炼气化神、炼神还虚、虚至虚灵的效果。

⑦太极拳的用劲要符合刚柔相济的练功原则，既不能过于柔软，也不可偏于坚刚。柔软无力难以长功，坚刚过度则难养气血，故此必须循阴阳中和、刚柔参半之路径习练，方可得"太极劲"。

⑧练拳时不可挺胸、收腹、突臀。否则，气逆行而上，不能归丹田，则双足似萍草无根，心肾不交，水火不济，阴阳不和，久之就会影响健康。

⑨可根据个人的体力来调节练拳时间、次数、架

子高低和动作快慢，最好是每日早、晚各练1次，每次 10 ~ 15 分钟。

⊙爬山登高，征服衰老⊙

中老年人在爬山时，一定要根据自己的身体状况注意安全。

① 要因人而异

爬山虽然是一项很好的健身活动，但并非人人适宜。中老年人在准备爬山前最好先检查一下身体，如果患有心脏病，最好不要爬山，因为爬山体力消耗较大，血液循环加快，会加重心脏负荷，易诱发心绞痛、心肌梗死；患有癫痫、眩晕症、高血压、肺气肿的老年人，也不宜爬山。

对于适宜爬山的中老年人，为预防意外事情的发生，最好和几个人结伴而行，相互间可以有个照应。

② 太阳出来再爬山

冬天和有雾的天气，天亮得晚，中老年人视力又不太好，摸黑出门锻炼很容易出危险。冬天的早晨是一天中气温最低之时，室内外温差很大，中老年人一下子受到冷空气的刺激，容易发生血管痉挛，诱发心绞痛，发生心肌梗死。如果是大雾天，空气中有害气体含量较高，爬山时呼吸急促易吸入这些有害气体。

所以，一般以早饭后再去爬山为好。爬山时穿衣要注意保暖，鞋要合脚，最好穿轻便防滑的旅游鞋。

③ 随时补充水分

早晨是人体血液黏稠度最高的时候，也是心脑血管病复发的高峰时段。中老年人爬山前哪怕不渴也要喝一杯水，可以稀释血液，减轻运动时的缺水程度。

在爬山的过程中，中老年人也要注意随时补充水分，有条件的可选择含有适当糖分及电解质的饮料，可以尽快减轻疲劳感，恢复体力。

④ 要循序渐进

中老年人在爬山前最好先做一些简单的热身活动，然后逐渐加大强度，避免呼吸频率在运动中突然发生变化。

爬山的高度和时间应根据自己的体力和平时活动情况而定，坡度不宜过大，时间不宜过长，速度不宜过快，以身体没有不良反应、无明显气喘为度。如果自己感到疲劳，或者感觉心慌、胸闷、出虚汗等，应该停止运动，就地休息，千万不可勉强坚持。

⑤ 防止摔倒

中老年人各种器官都在老化，腿脚也不太灵便，特别是下山时，不小心就容易摔倒。因此，中老年人在爬山时最好拄一根拐杖，身体注意前倾，以适应向上攀登和前进的需要，要尽量选择较平坦的道路，防止摔倒或崴脚。

6 注意不要迷路

中老年人爬山要选择有路标、人们常走的路线，避开悬崖峭壁和布满荆棘的小路，不要钻入那些没有人走的山林；上山时间不要太早，下山时间不要太晚；如果有条件最好带上通信工具如手机，万一发生意外便于同外界联系。

7 要注意科学休息

爬山时，中老年人要注意中途休息，长短结合，短多长少。短的休息控制在 10 分钟以内，以站着休息为主；长时间休息可在 20 分钟以内，不要马上坐在地上，先站一会儿后才能坐下休息。

另外，山上风比较大，中老年人休息时要穿上衣服，防止着凉；同时，可以自己或和同伴间相互按摩一下腿部、肩部、颈部的肌肉；千万不要躺倒休息。

◎下水游泳炼体魄◎

游泳是一项很好的全身性健身运动，适合中老年人进行锻炼，可带来诸多助益：能使中老年人恢复呼吸肌的力量，提高呼吸深度，增加肺活量，有助于预防呼吸系统疾病；能提高体温调

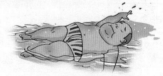

节的功能，增加肺活量，有助于预防呼吸系统疾病；能提高体温调节的功能，增强对气候变化的适应性；能改善血液循环，提高代谢功能，增强肌肉力量和关节的灵活性，推迟皮肤的老化，减少皮肤病的发生。

国外一些专家指出，中老年心血管病患者通过长期游泳锻炼，症状可以减轻，甚至可以治愈。对患有腰肌劳损、慢性关节炎的中老年人来说，游泳也有一定的治疗作用。

尽管游泳对中老年人的好处很多，但中老年人游泳也不能过量，有些问题还须引起注意。

①由于游泳消耗体力较大，故患有严重高血压、心脏病、活动性肺结核、病毒性肝炎的中老年人不宜参加游泳活动，以防加重病情或发生意外。

②中老年人游泳时，应有严格的安全措施，要集体或结伴而游，不能单独行动，防止发生溺水和其他意外。

③游泳前要做好准备活动。适当的准备活动不仅能使中老年人比较僵硬的肌肉、韧带和关节活动开，防止游泳中引起肌肉痉挛和关节损伤，还能提高神经的兴奋性，增强心血管系统及呼吸系统的适应能力。准备活动的时间一般为 3～5 分钟，然后再用冷水冲洗或擦身，使身体逐渐适应后再下水，以防着凉感冒。

④中老年人动作比较迟缓，游泳过程中要根据平

时基础量力而行，动作要缓慢，游速不宜过快，游程以不超过500米为宜，不可过度疲劳。

⑤中老年人的血管比较脆弱，且血压偏高，故游泳时水的温度要适中，不能太冷。否则，低水温会引起血管骤然收缩，血压大幅度上升，加重心脏负担，容易发生意外事故。

⑥中老年人的体温调节功能较差，故在水中活动的时间不宜过长，以防感冒。

⑦游泳时不要憋气，以免增加肺部压力，加重心脏负担，对身体不利。

⑧游泳结束后，应用干毛巾及时擦干身上的水，穿好衣服，防止着凉。

◎冬泳锻炼注意防范◎

冬泳是一种最强烈的冷水锻炼法。冬泳能增强机体适应外界环境变化的能力，提高抵抗力。坚持冬泳的中老年人，一般感觉轻松，舒畅愉快，精力充沛。目前，已有越来越多的中老年人加入冬泳的行列。

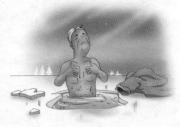

但是，中老年

人要进行冬泳锻炼必须具备一定的条件，一是要经过多年的游泳训练，有冷水锻炼的基础，已经适应在天然水域里游泳；二是身体素质好，经医生检查无重大疾病。同时，还必须遵循以下几点：

①饱食、饥饿或疲乏时，都不宜进行冬泳。可选择在早上或中午前后，稍饮一点儿热饮料后进行。

②冬泳前必须做好充分的准备活动。初练时下水泡一下就起来；以后每次游十几米，逐渐增至 20 米、30 米，最后每次可游 200 ~ 300 米。

③冬泳时间的长短要根据天气、个人身体状况和锻炼的基础来决定，要因人而异，不可强求一致。一般来说，当觉得全身皮肤由冷转麻、由麻转痛或皮肤出现紫红色就应立即出水。

④出水后应及时用干毛巾擦身，直至皮肤微红为止。穿好衣服后再做整理活动，如轻松的慢跑等，待身体感到舒适温暖后结束。

⑤在冷水里的时间越长，身体对冷刺激的反应越强，恢复也较慢，所以一般以每天一次或隔天一次为宜，否则体内消耗太大，反而有损身体健康。

⑥冬泳前后均不宜饮酒取暖。酒精能扩张血管，虽然使人有温热感，但会增加身体散热，消耗很多能量，而且会破坏血管神经对冷刺激的正常反应。下水前饮酒，有的老年人会出现头晕、呕吐、抽筋等不良

反应；有的老年人出水后饮酒会出现寒战。

◦跳舞愉悦身心，但老年人须重宜忌◦

跳舞，是将舞蹈和音乐结合在一起，有益于身心健康的一种文化娱乐活动，也是适宜中老年人的一种体育锻炼。

跳舞虽然是一种有益健康的运动，但中老年人在跳舞时还是要根据自身的生理特点，注意以下几个特殊问题：

①不宜到人多拥挤的地方跳，应该选择空气流通、人员较少的舞场。

②跳舞的节奏不要太快。中老年人心血管弹性较差，狂舞会使交感神经过度兴奋，导致呼吸加剧、心率加快、血压骤升，可诱发或加剧心血管疾病。

③不要穿硬底鞋。舞场地面平滑，穿硬底鞋跳舞容易滑倒，而且，硬底鞋弹性差，地面反作用力也大，有损小腿肌腱和关节组织。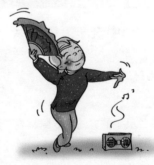

④不要饱腹起舞。中老年人消化功能差，

饱腹跳舞会影响消化功能，导致胃肠道疾病的发生。

　　⑤切忌酒后起舞。酒能刺激大脑，使心跳加速、血管扩张，还会诱发心绞痛及脑血管意外。

　　⑥病情不稳切勿跳舞。心血管疾病患者在病情未得到控制时，跳舞易导致血压升高、发生心肌梗死、猝死等意外；疝气、胃下垂、脱肛者可能因跳舞加剧症状；患有耳源性眩晕、颈椎综合征等头晕的中老年人，常易摔倒，甚至发生骨折。

　　⑦跳舞过程中，中老年人如出现心悸、胸闷、气促、头晕等不适时，应坐下来休息一会儿，待症状消失后再继续进行。

中老年人运动也有秘诀

⊙中老年人甩甩手，百病都躲开⊙

　　甩手是一种十分简易的锻炼方法，对于中老年人特别适宜，有利于活跃人体生理功能，行气活血，疏通经络，从而增强体质，提高机体抗病能力。

　　甩手的方法：双腿站直，全身肌肉尽量放松，两肩两臂自然下垂，双手同时向前甩，又同时收回，连续甩动，就像钟摆那样，其速度大约为每个来回2

秒钟，即约为每分钟甩 30 次。

甩手时手的姿势：一是双手向前摆，摆至前臂与躯体成 45°左右收回，收回时不超过躯体的轴线；二是摆回时又向后方甩去，与躯体成 45°；三是两手手心都朝前方，往前甩，如同轰赶鸭子。

中老年人甩手，要根据自己的体力掌握次数和速度，由少到多，循序渐进，使身体能适应，才能达到锻炼的目的。

○背部保健，五个动作勤锻炼○

人上了年纪，弯腰捡东西、系鞋带都颇为吃力，如果姿势不当，就很容易造成背部肌肉拉伤和疼痛。而背部保健操则能帮助中老年人锻炼背肌的力量，增强身体的柔韧性和灵活性。

中老年人应该经常练习以下动作：

①屈膝平卧。双手把一侧膝盖轻轻压向胸部，使背部有拉伸的感觉，但以不觉疼痛为度，保持 30 秒后放松，两侧交替做。

②屈膝而卧。腹部用力收紧，抬起臀部，腰背离地，保持 30 秒后放下。

③屈膝而卧。双手在脑后交叉抱头，头部用力向上抬起，到肩部离地，保持 10 秒后放松，像做仰卧起坐的样子。

④屈膝跪在地上，双手撑地。背部向上弓起，保持 5 秒后放下，达到与地面平行。做 10 次。

⑤俯卧，在腹部下放软垫子。将左手和右脚同时举起，做到背部和臀部有紧绷感，坚持 2 秒后放松，再换右手和左脚举高。共做 10 次。

⊙按摩拍打，有效去"心病"⊙

长期以来，人们一直认为只有依靠药物，才能减轻或缓解冠心病的症状，其实，按摩对冠心病患者症状的缓解和消除也有一定的作用，是防治冠心病的好方法。

1 压内关

中老年人以一手拇指指腹紧按另一前臂内侧的内关穴位（手腕横纹上二指处，两筋之间），先向下按，再做向心性按压，两手交替进行，对减轻胸闷、心前区不适和调整心率均有帮助。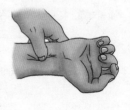

对心动过速者，手法由轻渐重，同时可配合震颤及轻揉；对心动过缓者，用强刺激手法。平时则可按住穴位，左右旋转各 10 次，然后紧压 1 分钟。

心绞痛甚者，可加按心俞、膻中，以宽胸理气止痛；气急、胸闷者，可加按肺俞、定喘穴，以宣肺降气；脉微沉细者或慢性心衰浮肿者，可加按复溜、阴陵泉，以利水消肿；阳亢者可加按合谷、太冲穴，以平肝潜阳。

② 摩胸

中老年人以一手掌紧贴胸部由上向下按摩，用两手交替进行，按摩 32 次，按摩时不宜隔衣。这对消除胸闷、胸痛均有一定效果。

③ 拍心

轻拍有行气止痛、放松肌肉、抑制神经之功；重拍有通络活血、兴奋神经、祛风散寒之效。适当的拍打，可直接锻炼心肌，使心搏出血量增多，冠状动脉血流量增加，防止冠状动脉粥样硬化而导致的心肌缺血、缺氧，对胸闷、气短、心悸等症也有缓解和防治作用。

具体方法是：两脚分开站立，全身放松，心平气和，稍含胸，两臂前后甩动，用手掌拍打心前区，手背拍打背部，各 30 ~ 60 次，也可单用右手拍打心前区，次数由少至多，由轻至重，以感到舒适为度。

中老年人在进行以上按摩时，要求运用腹式呼吸，思想集中，用意识引导按摩活动，并尽可能与呼吸相配合，每天按摩 1 次，1 月为 1 疗程，连续 3 个月。

腹式呼吸时，横膈运动帮助改善胸腹腔血液循环，对心脏可起到按摩作用，从而改善心脏本身的营养和血供，对心电图也有一定的改善作用。

⊙"人老腿不老"的运动战略⊙

俗话说，"人老腿先老"。人到老年，腿脚往往容易出毛病，只有注意保养锻炼，才可使自己免于跨入步履蹒跚者的行列。

干洗腿

用双手紧抱一侧大腿，稍用力从大腿向下按摩，一直到足踝，然后再从踝部按摩至大腿根。用同样的方法按摩另一条腿。重复 10 ~ 20 遍。这样可使关节灵活，腿肌与步行能力增强，预防下肢静脉曲张、水肿及肌肉萎缩等。

揉腿肚

用两手掌夹住腿肚，旋转揉动，每侧揉动 20 ~ 30 次为一节，两腿交换 6 次。此法能疏通血脉，加强腿部力量，防止腿脚乏力和酸痛。

甩腿

一手扶墙或扶

树，先向前甩小腿，使脚尖向前向上翘起，然后向后甩动，将脚尖用力向后，脚面绷直，腿亦伸直。两条腿轮换甩动，每次甩动以 80～100 次为宜。此法可预防下肢萎缩、软弱无力或麻木、小腿抽筋等症。

扭膝

两足平行并拢，屈膝微下蹲，双手放在膝盖上，顺时针方向揉动数十次，然后逆时针方向揉动数十次。此法能疏通血脉，治下肢无力、膝关节疼痛。

搓脚

双手掌搓热，然后用手掌搓脚心，各 100 次。此法具有滋肾、降虚火，疏肝明目之功效，可以防治高血压、晕眩、耳鸣、失眠、脚部酸痛、麻木、水肿等症。

⊙不宜剧烈运动的中老年人不妨压压腿⊙

对那些年岁较大而不便参加慢跑、爬山、打球等剧烈或用力较多运动的中老年人来说，多做些压腿锻炼，也能改善身体状况，延缓器官功能的衰老，起到健身的效果。

压腿锻炼方法简单易行，只要将一条腿抬起搁在栏杆、矮墙或板凳上，随着手的按压、躯体的弯曲，做压腿运动即可。

据运动医学家观察，压腿锻炼首先使大腿背侧肌群得到牵伸，其次使臀部组织也受到牵拉。一般在膝关节伸直的情况下髋关节的最大屈曲度为 90°，再屈曲必须伴有下腰部和骨盆的活动。因此，将腿搁到一高物上，再继续做上下有节律性的按压，就可进一步牵伸下腰部肌群和软组织。当这些紧缩的肌群得到牵伸，恢复到原先的肌张力时，就会使腰部不适的症状得到缓解和消除，腰部也因此而感到松软和舒服。

当然，压腿锻炼也要注意安全。

①搁腿的高度要由低到高，循序渐进，不要操之过急，一般可先从 45° 左右开始，感觉并无不适后再逐渐提高，最高在 70° ~ 80° 即可。

②老年人锻炼时要站稳，压腿不可用力过猛，以免发生意外。

③每次压腿时间不宜过长，要左右交替，5 ~ 15 分钟即可。

⊙日常爬楼梯，简单又易行⊙

爬楼梯锻炼简便易行，不需任何其他专门设备，只要是有楼的地方都能练，还可以结合日常生活进行锻炼，不过，中老年人在进行爬楼梯锻炼时，必须遵守一定的科学原则：速度不要快但时间要长一些，要掌握合适的运动量，并注意开始时运动量一定要小些。

按照现行的建筑标准，每层两个楼梯组，每一个楼梯组一般是 10 ~ 20 级，每级高 18 ~ 20 厘米。如以一个楼梯组 12 级、每级高 20 厘米为标准，一般人 1 分钟可登 6 个梯组，经过 6 个转弯处设平台。中老年人作为健身锻炼，开始时可采用 1 分钟登 4 个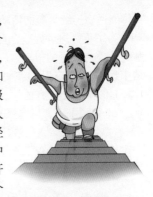楼梯组的速度，即大约 1 秒钟登 1 级。这样的速度较为稳健，节奏鲜明，不会引起内脏器官的不良反应，也容易掌握。

一般可每次练 5 分钟，即用 3 分钟登 12 个楼梯组，上到七楼，再用 2 分钟时间下楼，休息一会儿，再重复上下。开始可以只重复 1 次，渐渐增加到两三次，最后可稳定在 5 次左右。少数体质较强的中老年人也可以考虑到重复 7 次。

在开始锻炼的一两个月中，除按照上述的慢速度方法进行外，还可以在中途适当休息，使运动量不致太大，譬如，在 1 分钟连上 4 个楼梯组后，可休息半分钟，然后再以 1 分钟连上 4 个楼梯组，再休息半分钟，照此继续进行。待两个月后，体力有所增强，身体能适应连续上爬的活动后，可将中间的休息取消。

为了更好地掌握适合自己身体的运动量，可利用脉搏数作为衡量的指标。一般中老年人在爬楼梯锻炼结束时，脉搏应保持在每分钟 170 减年龄（1 岁为 1 次）的次数比较合适。有心血管疾病、体质虚弱或年龄 60 岁以上者，以再减去 10 为妥。

总之，中老年人爬楼梯的锻炼，一般以慢步登楼、中途适当休息、主观上不觉很累、每次锻炼时间不超过半小时为恰当。

◎爬行，也是一种有效的健身运动◎

众所周知，爬行对于婴儿的发育很有好处，而专家同时也认为，爬行对于中老年人也是一种很好的健身方法。

国外有研究表明，爬行疗法具有全身活动的特点，能使中老年人食欲增加，睡眠安稳，体质得以改善。四肢爬行时，人体的血液比直立行走时更流畅，可以放松腰部，拉开椎间隙，减少椎间盘压力，避免了椎和腰背部肌肉过度疲劳，从而起到放松肌肉、锻炼腰脊的作用，有助于减少腰椎疾病的发生。

中老年人在进行爬行运动时，应选择比较松软的地方，可以在家里宽敞的地方或者在草地上进行，并且最好戴上护膝。具体姿势是：双膝、双肘或双手着地爬行，速度先慢后快，以不喘不累为原则。

爬行时间以早餐后半小时最为适宜，不要在饭前和饭后进行，以免影响消化。此外，中老年人要注意循序渐进，开始的时候一次 10 分钟，以后可以控制在 20 分钟左右。

患有心血管疾病的中老年人最好别做这种运动。患有腰椎间盘突出的中老年人，如果由于身体或环境的原因不能进行爬行运动的，可以进行平躺治疗，效果也非常好。

时刻小心运动伤害

◦ "抽筋"的常见原因及正确处理 ◦

"抽筋"是一种俗称，实际上是肌肉痉挛，是肌肉发生不自主强直性收缩所显示的一种现象。

中老年人在体育运动中，特别是在一些长时间运动中经常发生不同部位的肌肉痉挛，局部肌肉紧缩成一个"疙瘩"，疼痛难忍。中老年人最易发生痉挛的肌肉为小腿腓肠肌（小腿后部的一块肌肉），其次是足底的屈肌。

① 引起肌肉痉挛的常见原因

①寒冷刺激。肌肉受到低温的影响，兴奋性会增高，易发生强直性收缩，如游泳时受到冷水刺激，冬季户外锻炼时受到冷空气刺激，肌肉都可能引起痉挛；在冷的环境中运动，未先做准备活动或做得不充分，或未注意保暖，就更容易发生肌肉痉挛。

②电解质丢失过多。中老年人运动中大量出汗，特别是长时间剧烈运动或高温季节运动时，使电解质从汗液中大量丢失。这些电解质在人体内的浓度水平与神经肌肉的兴奋性有关，当丢失过多时，肌肉的兴奋性增高，可发生肌肉痉挛。

③肌肉疲劳。身体疲劳会影响肌肉的正常生理功能，疲劳的肌肉比正常的肌肉硬，也就是张力大，运动时用力越多、越疲劳的肌肉就越容易发生痉挛。因而，中老年人身体疲劳时，特别是局部肌肉疲劳状态下再进行剧烈运动或做些突然紧张用力的动作，就容易引起肌肉痉挛。

④肌肉连续收缩过快。肌肉持续收缩用力，而放

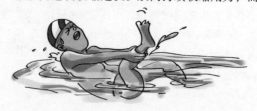

松时间太短，收缩与放松不能协调地进行，也易引起肌肉痉挛。

② 肌肉痉挛的处理办法

①在日常运动中，中老年人发生肌肉痉挛时，首先不要紧张、惊慌，应注意放松。

②不严重的肌肉痉挛，只要采用以相反的方向牵引痉挛的肌肉，并持续一定时间，一般都可使其缓解。牵引时切忌用暴力，用力宜均匀、缓慢，以免造成肌肉拉伤。例如，小腿后群肌痉挛时可伸直膝关节，同时用力将踝关节充分背屈（勾脚）。此外，还可配合局部点掐委中、承山等穴。处理时必须注意保暖。

③游泳中大腿抽筋时，可吸一口气，仰卧水面上，弯曲抽筋的大腿，并弯曲膝关节，然后用两手抱着小腿用力使它贴在大腿上，并做振颤动作，然后用力向前伸直。

④游泳中小腿或脚趾抽筋时，先吸一口气，仰浮水面，用抽筋肢体对侧的手握住抽筋肢体的脚趾，用力向身体方向拉；同时，用同侧的手掌压在抽筋肢体的膝盖上，帮助将膝关节伸直，就可以得到缓解。如果一次不行，可以连续做几次。

⑤在水中抽筋现象消除后，中老年人应慢慢地游向岸边，以免再次发生抽筋。而且，发生肌肉痉挛后，一般不宜再继续游泳，应上岸休息、保暖，按

摩局部。

○踝关节韧带扭伤的预防和处理○

在踝和足部损伤中，以踝关节扭伤最为常见，占1/3以上，而在整个运动损伤的发生率中，约占8%，居于关节韧带扭伤的首位。

1 预防

中老年人在跑、跳锻炼中，如果落地重心不稳，向一侧倾斜或踩在其他物品上，或陷入坑内等情况下，就会以足的前外侧着地、内翻，而导致外侧副韧带的损伤。此外，运动时下肢过度劳累，也容易引起踝关节扭伤。

因此，中老年人平时应重视踝周围肌肉力量和关节协调性的锻炼，如负重提踵、足尖走路、踝关节抗阻力活动、用足的内外侧行走、沙地上慢跑等练习。在进行健身时一定要选择平坦的运动场地，准备活动要充分。

2 处理

（1）伤后应当立即用冷疗法，如用冷水浸泡、冰块按摩。然后用绷带加压包扎，尽量使踝关节不活动，抬高患肢送医院。这样可以使局部的肿胀、出血、疼痛减轻，为以后的治疗和恢复创造好的条件。

（2）外侧副韧带轻度扭伤，应用绷带将踝关节包扎于轻度外翻背屈位，制动 4 ~ 7 日，亦可同时配合外敷活血散瘀消肿止痛中药。一旦肿胀、疼痛开始缓解，就要积极进行关节周围肌肉力量练习及屈伸活动。一般 4 日以后可保持原固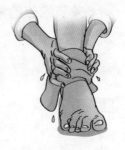
定下地走路，并配合按摩。按摩方法为：在踝关节外侧痛处用较轻的推摩和揉的手法，由上而下，理顺筋络，反复数遍。在悬钟、太溪、昆仑等穴位进行点穴按摩。

（3）外侧副韧带较重的扭伤（韧带部分断裂或完全断裂），应压迫包扎止血，并用托板将足固定于轻度外翻背屈位，抬高患肢休息，宜配合活血止痛中药内服治疗。3 日以后，去除加压包扎材料，继续托板固定约 3 周，并配合按摩、外敷与内服舒筋活络中药、针灸、理疗等治疗方法。解除固定以后，可继续治疗，在弹力绷带的保护下，逐渐参加一般锻炼，并积极从事功能锻炼，如走路、踝关节屈伸运动、提踵等，直至完全愈合为止。重压患处无疼痛、踝关节强迫内翻试验亦无疼痛时，可完全去除弹力绷带，恢复正常运动。

◎关节脱位的急救方法和伤后锻炼◎

外力作用使关节面之间失去正常的接连关系，叫关节脱位，也称脱臼。关节脱位可分为完全脱位和半脱位。

① 预防

中老年人体育运动中所发生的关节脱位，大都是由于间接外力所致，比如摔倒后用手掌着地引起肘关节和肩关节脱位。因此，中老年人在健身活动中，应注意做到动作标准、精神集中，以避免这种情况发生。

② 急救

中老年人关节脱位时，附近软组织伴有损伤，可引起严重的疼痛，并有明显的压痛；有局部肿胀；关节功能障碍、关节结构失调；关节脱位后与健侧对照不对称。对此，应立刻采取正确的急救措施：止痛、抗休克；用夹板、绷带固定伤肢，尽快送医院，早期复位。

③ 伤后锻炼

以肘关节为例，在前臂悬挂期间，经常做腕部、手指和肩关节的活动，并可以逐步练习肘关节的主动屈曲和旋转运动。除掉固定或悬挂后，可以开始伸肘活动，并逐步进行加强关节伸屈肌肉群的力量练习。一般在3个月后方可以进行正常的锻炼。

◦骨折的症状表现和固定方法◦

1 预防

中老年人在健身时应加以注意，避免骨折的发生。一般来说，暴力直接作用于身体某部，如运动时跌倒在地面上易引起髌骨骨折；在接触暴力较远的部位发生的骨折，如跌倒时用手撑地，可发生踝上骨折，肌肉强烈收缩，可以引起撕脱骨折或螺旋形骨折。所以，中老年人在运动时，要掌握好身体重心，同时要注意运动场地的选择，以防滑倒或绊倒。

2 固定

中老年人发生骨折后应立即送医院治疗，并临时用夹板固定患肢，使肢体处在比较稳定和安静的状态中，从而减轻老年人的疼痛，并且避免在转运过程中增加疼痛和伤情。

固定的原则：如有伤口出血，应先止血，再包扎伤口，然后固定；在没有把握的条件下禁止任何试图整复动作，应固定后送往医院；固定用的夹板长度和宽度要与骨折肢体相称，必须包括骨折部的上下两个关节；夹板不要直接接触皮肤，要用绷带缠住或用软纸包上；固定的松紧度要合适。

固定方法：

①锁骨骨折。用两个棉花垫置双腋下，将2条三角巾折成宽带，宽带绕过两肩前，在后背做结，形成

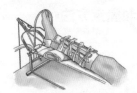

肩环，再用第三条三角巾折成宽带在背后穿过两环，拉紧做结。最后将上肢固定或用小悬带将患肢挂起。

②肱骨骨折。用 1 ~ 3 块长短合适的夹板，放在伤臂的外侧、前面和后面，用两条绷带将骨折的上下部分绑好，然后再用小悬带将前臂挂在胸前，注意不要托肘，最后再用绷带把上肢固定于胸廓。

③前臂骨折。用一块或两块长短相适宜的夹板放在伤肢的外侧及内侧，再用大悬带挂起。

④股骨骨折。用三角巾数条（5 ~ 8 条）折成宽带，分段放好；取长夹板 2 块，分别置于伤肢的内、外两侧，用三角巾固定夹板，在外侧做结。

⑤髌骨骨折。患者取半坐位，一助手以双手托着伤肢大腿，急救者缓慢地将其小腿伸直，在腿后放一夹板（长度自大腿至足跟），夹板与腿之间垫棉花或软布，然后用三角巾于膝下和踝部固定。

⑥小腿骨折。基本方法同股骨骨折。用 2 块夹板，分别放在小腿的内外侧，一块自外踝至大腿中部，一块自内踝至腹股沟，并用折成宽带的三角巾于膝下和踝部固定。

⑦足部骨折。将鞋脱去，在小腿后面放一直角形夹板，用棉花垫好，然后用绷带或三角巾带固定于膝

下、踝关节上及脚掌处。

◦运动中晕厥的预防和急救方法◦

① 晕厥原因

①体位突然改变。中老年人在锻炼中发生晕厥多由水平位突然变为直立位时，使肌肉泵和血管调节功能发生障碍，致使回心血量骤减和动脉血压下降，出现了一过性脑缺血。

②心源性晕厥。中老年人激烈运动时心肌需氧量增加，使已狭窄的冠状动脉供血不足而发生心肌缺血。多发生在骑自行车、网球、冰球，以及马拉松和慢跑等运动项目中。

③脑源性晕厥。运动时脑部血管可发生一过性广泛缺血而出现晕厥，多发生在有脑血管粥样硬化和颈椎病的老年患者中。

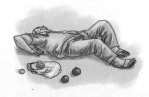

有高血压的中老年人参加剧烈运动，可引起脑内小动脉痉挛、水肿和意识丧失。

② 科学预防

①坚持科学健身的原则，一般不要参加长时间剧烈运动项目，避免发生过度疲劳、过度紧张等运动性疾病。

②疾病恢复期和年龄较大的中老年人参加运动时，必须严格按照运动处方进行。

③进行长距离运动时，中老年人应及时补充糖、盐和水分。

④发生过晕厥的中老年人应做全面检查，明确原因，避免再发生晕厥。

③ 急救方法

①一般来说，应将晕厥的老人放置于仰卧位或下肢抬高位，可增加脑血流量；松解紧身衣服，头转向一侧，以免舌后坠堵塞气道；面部及颈部冷湿敷，如体温低加盖毛毯；必要时针刺人中或给病人嗅有刺激性的氨味。

②血管减压性晕厥和直立低血压性晕厥采取上述处理方法可缓解；发作性无力和突发的原发性意识丧失，应给予吸氧和上述的一般处理。

③低血糖晕厥，应静脉注射葡萄糖液。

④心源性晕厥应立即吸氧，经现场急救后再安全转运；心电图显示房室传导阻滞时皮下注射阿托品；如为室性心动过速，静脉注射利多卡因；急性左心衰竭的处理为强心、利尿等；急性心肌梗死给予止痛、镇静、抗心律失常、抗休克或抗心力衰竭处理。

⑤脑源性晕厥的现场抢救措施有吸氧、保持呼吸道通畅、降压和降低颅内压等。

第六章
从头到脚，保健全方位

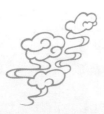

一切从"头"开始

◎鼻出血如何护理◎

① 鼻出血的防治

中老年人鼻黏膜变成苍白色，组织变薄容易造成鼻出血。少量鼻出血时，可缓慢流出或滴出，鼻涕中带血；大量出血时，鼻孔中可流血不止。

中老年人鼻出血的预防处理，包括以下七点：

①积极治疗可引起鼻出血的疾病，如高血压、动脉硬化等。

②起床、大便、运动时动作宜缓慢，勿用力过猛，以防止血管压力突然变化导致出血。

③反复鼻出血的中老年人应尽量避免打喷嚏，以免剧烈震动，使血管破裂诱发再次出血，也不要随便挖鼻孔。

④应多吃新鲜蔬菜、水果等富含维生素和纤维素的食物，可以预防血管硬化。

⑤适量服用维生素 C 可保护血管，预防鼻出血。

⑥大量饮酒可诱发鼻出血，所以，中老年人须慎饮酒。

⑦鼻子出血时，不要惊慌失措，因为紧张可使肾上腺素分泌增加，血压升高，加重鼻出血。

② 鼻部保健按摩

中老年人经常进行鼻部保健按摩，有利于鼻部保养，可使面色红润，鼻功能增强，预防感冒，防止鼻炎。具体方法如下：

①鼻外法。用左手或右手拇指、食指，夹住鼻根两侧，用力向下拉，由上向下拉12次。

②鼻内法。将拇指、食指伸入鼻腔中，夹住鼻中隔软骨，轻轻向下拉12次。

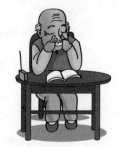

③点按印堂。用拇指或食指、中指的指腹点按印堂穴12次；也可用两手中指的指腹一左一右交替按摩印堂穴。

◦ 防"老花"养目法则 ◦

据专家和许多不戴老花镜且视力极好的中老年人介绍，以下方法防"老花"很有效：

①经常眨眼，能使眼肌延缓衰老。

②每天一次盯住一个小目标远视片刻（最好是远处的绿色），不要斜视看物。

③从暗处到阳光下要闭目，防止日光直射眼睛。

④晨起喝一杯加了菊花的绿茶，不仅清香润口、提神醒脑，而且还有清肝明目的作用，对治疗目赤和

目昏颇有疗效。

⑤如果眼睛经常有血丝或突然有小范围充血，可以用1/3～1/2张新鲜的荷叶煮水喝，能解暑清热、升发清阳、散瘀止血，消除眼睛中的血丝和充血，使眼睛明亮。

⑥用艾条灸足三里、曲池和合谷这三个穴位，每星期两次，可起补益肾气、清热利湿、调和营卫、明目退翳之功，使人神清气爽、精神饱满。

足三里

⑦若目赤肿痛或目赤障翳，可用一两新鲜的车前草煮水饮用，具有清热、利水、明目的功效。

⑧经常按摩眼眶和面部，每次按摩10分钟，每天数次，持之以恒，不仅对眼睛有保健作用，对整个人体的健康也大有好处。

◎延缓老年性聋八妙招◎

老年性聋开始的具体年龄因人而异，聋的速度、程度也各不相同，有的人正值壮年，听力即开始下降；但也有不少的人，虽已年近古稀、满头银丝，听力仍基本正常。这说明，只要老年人认真做好保护措施，老年性聋是可以推迟的。

（1）不要乱掏耳朵：有些老年人闲暇无事喜欢用耳勺、火柴棒掏挖耳朵，这很容易碰伤耳道，引起感染、发炎，还可能弄坏耳膜，应该注意避免。如果耳道奇痒难忍，可以用棉签蘸少许酒精或甘油轻擦耳道，亦可内服 B 族维生素、维生素 C 和鱼肝油。

（2）及时清洁耳朵：因游泳或洗澡使耳道内灌进水时，如果不及时处理，会引起耳道发炎，进一步发展，炎症就有可能由外耳向内蔓延，引起耳聋。

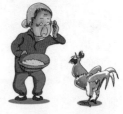

（3）防止噪声刺激：中老年人倘若长时间接触机器轰鸣、车间喧闹、人声喧哗等各种噪声，会导致内耳的微细血管经常处于痉挛状态，内耳供血减少，听力急剧减退，甚至引发噪声性耳聋。因此，尽量避免或减少噪声的干扰，是中老年人保护听力的重要原则。

（4）加强体育锻炼：长跑、舞剑、太极拳、健美操、散步等，能促进周身血液循环，改善内耳的血液供应，是积极的预防办法。

（5）预防疾病：伤寒、流感、脑膜炎、腮腺炎、流行性乙型脑炎、脊髓前角灰白炎、动脉硬化、中耳炎等疾病，都会影响耳的听力，应注意积极防治。

（6）防止情绪激动：中老年人如经常处于急躁、

恼怒的状态中，会导致体内自主神经失去正常的调节功能，使内耳器官发生缺血、水肿和听觉障碍，这样容易出现听力锐减或暴发耳聋，所以中老年人要尽量使自己保持轻松愉快的良好心境。

（7）注意补肾：中医认为，肾开窍于耳，听力的减退与肾虚有着密切的关系。故中老年人要多服用一些补肾的药物和食物，如六味地黄丸、金匮肾气丸、龟龄丸，以及核桃粥、芝麻粥、花生粥、猪肾粥等，对保护听力颇有裨益。

（8）补充锌元素：耳蜗内锌的含量大大高于其他器官，所以中老年人应多食含锌丰富的食物，如鱼、牛肉、猪肝、鸡、鸡肝、鸡蛋、各种海产品；苹果、橘子、核桃、黄瓜、西红柿、白菜、萝卜等。

——○"消灭"耳鸣的五个小窍门○——

耳鸣高亢的重症老年性耳鸣，应尽早去医院治疗；耳鸣低沉的轻度患者，可用以下方法试治。

（1）屏气法：定息静坐，咬紧牙关，以两指捏鼻孔，怒睁双目，使气串入耳窍，至感觉轰轰有声为止。每日数次，连做2～3日。

（2）搓掌法：坐定，搓掌心50次，趁掌心热时紧按双侧耳门。如此6次，连做2～3日，治疗时要心情淡然清静，方能奏效。

（3）**塞耳法**：麝香 0.5 克、金蝎 14 条，共研细末，贮于有盖瓶内。临用时，采鲜荷叶一张轻揉后，包少量药粉塞患耳一夜，翌晨取出，有一定疗效。

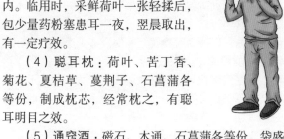

（4）**聪耳枕**：荷叶、苦丁香、菊花、夏桔草、蔓荆子、石菖蒲各等份，制成枕芯，经常枕之，有聪耳明目之效。

（5）**通窍酒**：磁石、木通、石菖蒲各等份，袋盛浸酒，治肾虚耳鸣。

◇对抗耳聋，善用助听器五法◇

中老年人的听力会逐渐下降，有些人还患有老年性聋，如果耳聋发展到难以听到谈话、影响与他人正常交往的地步，就要考虑佩戴助听器。助听器是一种小型扩音器，用来补偿聋耳的听力。

目前市场上的助听器种类很多，有盒式、眼睛式、耳架式和耳内式助听器四种，中老年人可根据自己的需要进行选择。在选配和使用助听器时要注意：

①配助听器前，应请耳科医生做全面检查，包括耳道检查和测定听力，以确定是否适合佩戴助听器。

②选配助听器时，应由佩戴者本人亲自试戴试听，

合适的助听器，应是语言清晰，音调悦耳，耳部无痛感，耳塞大小合适。

③使用助听器时，助听器导线不要扭结，也不要绷得太紧。

④注意保持助听器及其部件清洁干燥，避免潮湿、磕碰，耳塞要经常擦拭，以免异物堵塞影响效果。

⑤注意保护导线和插头，不要用力拉拽，不用时关上电源，长时间不用时将电池取出，可延长助听器的寿命。

──◦让牙齿"长命百岁"的四大措施◦──

1 护牙窍门

（1）平时少用牙签剔牙：用浓茶漱口可脱去残留在齿缝里的食屑，有效防止人老掉牙。

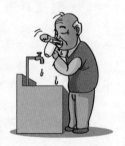

（2）及时治疗：如果牙面磨耗，遇冷、热刺激产生疼痛，有条件的到医院治疗，在治疗期间不要咀嚼油炸和比较坚硬的食物，并可使用脱敏牙膏或防酸牙膏；没有医疗条件时，可将生大蒜、生核桃皮和生茶叶中的任何一种放在过敏区反复咀嚼，使其汁液作用于过敏区，起到脱敏效果。

② 洁牙方法

（1）**水漱法**：将温度适中的水含上一口，两唇紧闭，然后鼓动两颊及唇部，使水在口腔内充分接触，冲洗刺激牙齿、牙龈、黏膜。反复含漱 20 ~ 30 次后将水吐出，能清除口腔内的食物残渣，保持牙齿清洁。

（2）**茶漱法**：每次饭后未刷牙前用温度适中的茶水漱口，让茶水在口腔内反复运动，冲刷牙齿，能清除牙垢，提高口轮匝肌和口腔黏膜的生理功能，并能增强牙齿的抗酸防腐能力。

（3）**盐漱法**：在一杯温开水中加入一茶匙盐，将盐水含于口中，然后使劲反复鼓漱，接着用牙刷刷两三分钟，除了可清除口腔内的食物渣外，还有消炎灭菌的作用。

（4）**鼓漱法**：闭口鼓腮做漱口动作 1 ~ 2 分钟，使口腔中的唾液充分分泌，同时以舌尖在牙齿的内外上下进行按摩 1 ~ 2 分钟，每日 2 次，能清洁牙齿及口腔黏膜，增强口腔的自洁作用，提高牙齿的抗病能力，使牙齿更加牢固健美。

③ 固齿运动

（1）**揉穴**：用手指揉按脸颊两侧的下关、颊车穴位，以促进唾液分泌，改善因口中唾液减少而造成细菌滋生繁殖的状况。

（2）**叩齿**：两目微闭，心绪稳定，轻叩上下牙齿。

先叩后牙，后叩前牙，以增强牙周组织的抗病能力与咀嚼能力。

（3）搅海：用舌尖往返舔舌两侧的齿龈，促进血液循环，预防牙龈疾患。

（4）**按摩牙龈**：在牙齿无软垢、牙结石、炎症的情况下，漱口后用洗净的食指或拇指轻轻按摩牙龈，每日3次，最好在饭后进行，每次上下10～15次。可促进牙龈的血液循环，减轻牙龈萎缩程度。

（5）下颌运动：缓慢轻微地做张口、闭口、前伸、侧转的运动。具有增强下颌关节活动能力和固齿的作用。

─○镶牙要及时科学，假牙要注意保护○─

老年人牙齿缺失后应及时镶复，不仅可以恢复牙齿的咀嚼功能，而且能彼此相连形成牙弓，牙弓对牙齿的稳定性具有重要的作用。

中老年人常用的假牙分为固定假牙和活动假牙两种，多数老年人会选择活动假牙，方便且实用。但仍需注意以下几点：

①镶牙时间不宜过早，一般是在拔牙后的2～3个月，缺牙的牙床基本上长平，即可以镶牙。镶牙过早，由于牙槽骨吸收不彻底，日后容易造成牙托和牙床不吻合。

②镶牙是一门精致的医疗技术，要经过医生正确设计，正规操作，所镶的假牙才会经久耐用。所以，中老年人绝不可贪图便宜找游医、马路医生给自己镶牙，这些假牙不但不耐用，而且会对真牙造成不利影响。

③初戴假牙的中老年人会有异物感、口水增多、恶心或发音不清等症状，但只要耐心试用，几天内即可适应。

④初戴假牙的头两三天，吃饭时可暂时不戴假牙，待适应后再戴假牙练习进食。

⑤新的假牙有时会出现戴入或摘下困难，不可强力推压或用牙咬戴入，应慢慢尝试寻找合适的取戴方法。

⑥戴上新假牙，有压迫、疼痛等症状时，应尽快就诊，切勿自行修改。假牙需在就诊前 2～3 小时戴在口中，以便医生查出疼痛的确切部位及其原因，准确地修改。

⑦饭后及睡前取下假牙，用牙膏、清水刷洗干净，切勿用开水冲洗。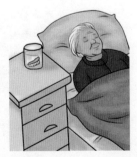

⑧睡前可将假牙浸泡在凉开水或自来水杯中，尽量不戴假牙睡觉。

⑨假牙不能长期放置不戴，戴用数年后，如出现松、

脱或摩擦痛等不适时，应到口腔修复科检查、修改或重做，不要勉强使用。

⊙嗓子多保护，避免"哑喉咙"⊙

人到老年后，机体各器官功能都会衰退，发音器官——喉也是一样。中老年人的喉黏膜萎缩，喉部的神经系统控制能力下降并且声带老化，声带及纤维数目减少使得声带肌松弛弹性减低，运动能力差，会出现音量变小、发音无力、音质下降，缺乏声音的抑扬顿挫等现象。

在这种情况下，如果中老年人自身不能保护好嗓子，发音过多、过劳，就会出现声音嘶哑，形成"哑喉咙"。而要延缓嗓音的衰老，就应做到：

①预防呼吸道疾病。

②避免长时间大声说话。

③多饮水，少食辛辣刺激性食物，多食清淡、清凉食物及富含维生素 C、维生素 E 的食物。

④注意室内环境和卫生，防止室内干燥。

⑤声音嘶哑是嗓音疾病的常见症状，多由喉部的急性炎症、喉结核、声带肿物如息肉、小结、喉部的良恶性肿瘤及精神、神经等因素引起，应注意查证。

⑥值得警惕的是，声音嘶哑也可能是肺部、食道及纵隔等处肿瘤的早期信号，由于这些部位的肿瘤压

迫喉返神经，而喉返神经是运动神经，受到压迫便造成声音嘶哑。因此，50 岁以上的中老年人，持续声音嘶哑超过 1 个月以上者，应提高警惕及时检查。

内脏更需细心呵护

⊙自测心功能，着重五方面⊙

进入老年期，心脏功能会不断衰减，容易发生病变。如想知道自己的心脏功能情况，以下几点可帮助您做出粗略的自我鉴定。

（1）心率：60 岁以上的中老年人最慢不能低于 50 次 / 分钟。发热、情绪激动、精神紧张、恐吓等均可有心跳次数加快现象，这是正常反应。总之，有力、强劲、规则、协调的心跳是心功能良好的标志之一。

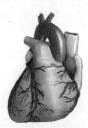

（2）节律：健康的中老年人每次心跳间隔不能大于 0.12 秒，明显的节律不等是心脏病佐证，如出现过度的长期间歇，很可能是各类传导阻滞。

（3）睡眠：有部分中老年人睡到深夜突感心慌、

气促，坐起后气急缓解，这是夜间性心衰表现，也是心功能不全的一种反映，应服药治疗，以改善心脏功能，睡眠枕头适当增高可避免气促现象。

（4）症状：呼吸困难、胸痛、吐泡沫样血痰、昏厥、眼前发黑，都是心脏病症状。

（5）运动：有部分心脏病病人在平静情况下不能显示出心脏病变，只有在增加心脏负荷情况下，才能显露心脏病本质，最典型的是冠心病病人。当心脏发生某一疾病，轻微活动就会感到气急。

⊙人老"心"不衰，保健六要则⊙

①中老年人用脑要加以节制，以免耗氧太多，加重心脏负担，因为大脑虽只占体重的2%，耗氧量却占20%，必须引起重视。

②中老年人的饮食应尽量保持清淡，并多吃补心食物，如桂圆、莲子、百合、猪心、鸡心等。要减少高脂肪食物的摄入，不宜过饱，因为进食过饱或摄入过多的油腻食物，会增加心脏的负担，诱发急性冠状动脉供血不足。

③要戒烟限酒，否则，过量饮酒后的大量出汗，烟草中的尼古丁，都可促使血液黏稠度增高，易引起心脑血管的血栓形成。

④多吃些含钾高的食物，比如西瓜。慢性心力衰

竭，特别是右心衰竭为主的心脑血管病患者，常服用利尿剂，加上出汗多，钾离子排出增多，食欲减退，进食量少，从食物中摄取钾离子的量减少，就会使血钾含量明显降低，其心肌细胞含钾量也会减少，容易发病。

⑤只要条件许可，中老年人就应多进行散步、骑自行车、游泳等运动。这样，心搏有力，循环加速，改善供血，促进散热，有助于振奋精神，强健身体。

⑥在炎热的夏季，中老年人要特别注意心脏的保护。因为在高温环境下，为了散热，心脏会增加搏出量，以使血液能流向体表的皮下血管网中，而有限的血液向体表分流较多，大脑血流自然相应减少，便出现头昏，头痛，胃肠道血流不足，故见腹胀、消化不良、食欲缺乏。尤其在持续高温、空气湿度大、风速小、气压低、闷热的暑天，加上睡眠差、休息不好等因素，心脏血管患者还会出现病情加重或急性发作。

——◦肝为生命之本，护养"三重奏"◦——

❶ 养肝先要养精神

（1）条达顺畅：中医认为，中老年人既不能压抑"欲求"的属性，否则有违自然性，又不能太过分地任其发展。

（2）心情愉快：抑郁、暴怒是损伤肝脏的重要因素之一，肝喜疏恶郁，生气发火容易导致肝气郁滞不舒，久之则患病。所以，中老年人要学会调节情绪，避免暴怒，尽量做到心平气和。

（3）乐观积极：遇到挫折时，须迅速调整自己的心态，以积极乐观的心态去面对问题，及时走出阴影。

（4）劳逸适度：合理休息，适当娱乐，以保持良好的精神状态。

② 提高肝的免疫力

（1）注意饮食：尽量不吃刺激肝细胞的食物，如辛辣食品；多吃容易消化的食物，不要经常吃高脂肪饮食，否则易造成脂肪肝，降低肝脏功能；饮食要适宜、适量，蛋白质、脂类、糖类、维生素、矿物质和水分要保持相应的比例，暴饮暴食或经常饥饿容易引起肝功能障碍，或胆汁分泌异常。

（2）忌过量饮酒：长期过量饮酒，会损害肝细胞，导致肝硬化。据统计，酗酒者肝硬化的发病率是普通老年人的 7 倍之多。患有或患过肝病的中老年人，过量饮酒可引起肝病复发或加重，甚至会诱发肝昏迷，危及生命。

（3）休息好：中老年人通常比较关心药物对免疫力的作用，而忽视了休息的重要性。实际上，因免疫力低下而引起的某些肝脏疾病，如果休息不好，马上就会发作。

（4）适当的运动方式：不但可促进气体交换、血流畅通，为肝脏提供足够的氧和营养，且可加速新陈代谢，起到保肝护肝的作用，如散步、慢跑、太极拳、广播体操等。但专家同时也认为，通过运动提高免疫力要量力而行，临床上不少肝病患者运动后反而加重了病情。

（5）服用养血清肝的药物：如首乌、柏子仁、枸杞子、桑葚子、女贞子、旱莲草、冬虫夏草、龟板、龟板胶、鳖甲、蕤仁、桑寄生、白芍药、决明子、桑叶、菊花、夏枯草、生地黄、熟地黄、天门冬、赤芍药、牡丹皮等。

（6）忌乱用药物：目前有500多种药物会引起肝脏程度不同的损害，常见的药如四环素类、红霉素、氯霉素、镇静药物、抗结核药、解热镇痛及抗风湿药类、降糖药、利尿药、雌激素、抗肿瘤药物等。老年人必须使用时，应在医生的指导下用药。

◎调脾和胃重食疗◎

① 饮食有节

饮食不加节制又没有规律，是损伤脾胃的重要因素。老年人要想保养脾胃，必须做到：

①按照"早吃好、午吃饱、晚吃少"的原则按时进餐。

②饮食品种多样化、多变化，不偏食，不酗酒。

③注意饮食卫生，少吃辛辣刺激、生冷、油腻、坚硬、黏滞等不易消化之品，少吃腌制、不吃霉变等易被黄曲霉菌污染的食品。

④"留得三分饥"，吃七八成饱。

② 重视食疗

在平时生活中，有很多食品与药食两用品，如山药、薏米、板栗、芋头、土豆、红薯、虾米、紫菜、白扁豆、赤小豆、绿豆、莲米、大枣、茯苓、百合、谷芽、麦芽、

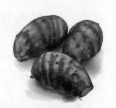

焦山楂、砂仁、白豆蔻以及夏日常用的藿香、佩兰、荷叶等，都有健脾养胃、健胃消食和芳香醒脾等作用，中老年人与脾虚胃弱之人，经常适当食用，可收补脾养胃、防病保健之功效。

①用生蒜泥 10 克、糖醋少许饭前拌食。有醒脾健胃之功，且可预防肠道传染病。

②用山楂条 20 克、姜约 5 克拌食。有开胃消食之功。

③用香菜 120 克、海蜇丝 50 克、盐、糖、醋少

许拌食。有芳香开胃健脾之功。

④莲子、白扁豆、薏米各 50 克，或银耳、绿豆各 20 克，百合 10 克，加入糯米 100 克煮粥食。

⑤山药、茯苓各 50 克，炒焦粳米 250 克煮粥食。

⑥小米营养价值高，且可保护胃黏膜，长期吃对胃很好。

◎养肺补肺，三重调理◎

① 补肺养身

（1）注意气候变化：肺主一身肌表，风寒之邪最易犯肺，可诱发或加重外感、咳嗽、哮喘等呼吸系统疾病，成为其他系统疾病之祸根。所以，中老年人应注意气候变化，及时增减衣服，预防风寒。

（2）保证肺部和呼吸器官的润滑：肺喜润而恶燥，燥邪最易伤肺，因此，中老年人应注意让室内保持一定湿度；在清晨和晚间临睡前分别各饮 200 毫升水，白天两餐之间的上午和下午各饮 800 毫升水。

（3）必须特别注意保持内心平静，以保养肺气：忧、思、悲、惊、恐等情绪皆可影响气机而致病，然其中以忧伤肺最甚。而中老年人又最易引发悲伤感，使抗病能力下降，致哮喘等宿疾复发或加重。

（4）多吃补肺润燥食品：应多吃芝麻、豆浆、豆腐、绿豆、梨、白萝卜等，还可吃些银耳、核桃仁。

② 健肺养气

（1）深吸气：每日睡前或晨起，平卧床上，行腹式呼吸法，深吸气，再吐气，反复做 20 ~ 30 次，一定要缓慢进行，有助于锻炼肺部的生理功能。

（2）捶背：端坐，腰背自然直立，双目微闭放松，两手握成空拳，反捶脊背中央及两侧，各捶 3 ~ 4 遍。捶背时，要闭气不息，同时叩齿 5 ~ 10 次，并缓缓吞咽津液数次。捶背时要从下向上，再从上到下，沿脊背捶打，如此算一遍。先捶背中央，再捶左右两侧。可畅胸中之气，通脊背经脉，预防感冒，有健肺养肺之功效。

◦中老年人的护肾七方略◦

① 日常生活多饮水

水能帮助人体将新陈代谢产生的废物排出，降低有毒物质在肾脏中的浓度，避免肾脏受损。人在生病发热时，因代谢增加，废物、有毒物质的产生也会增加，此时尤应多饮水，以助排泄。

② 预防尿路感染

尿路感染的发病率随着年龄的增长而增高，中老年人尤甚，这可能与中老年人肾血流量不足、肾脏抵抗力降低有关。

男性的前列腺增生、女性的盆腔疾病等都容易引起尿路感染，故应及时发现并积极治疗。临床中经常导尿或留置导尿管也易引起感染，故应尽可能避免使用。

③ 小心药物伤肾

对肾脏容易造成损害的药物不少，如磺胺类、卡那霉素、链霉素等，这些药物应慎用。若患病需要应用，要在医生的指导下选用对肾脏损害小的药物，用药期间还应注意多喝水。

④ 控制血压

中老年人肾动脉常有内膜增厚现象，而高血压可加速这些病变的发生发展，故应按时服药，以防止血压升高。

⑤ 注意腰部保暖

中老年人热天不可贪凉露宿，尤其不应光着膀子睡木板、石板等；寒冷季节，更要注意腰部保暖，以免风寒侵袭，使肾脏受损而影响或降低肾脏功能。

⑥ 适当用药

黄芪、生熟地、山药、覆盆子、山萸肉、冬虫夏草、菟丝子、薏米、黄精、猪苓等，可益气固肾，健脾利湿；丹参、红花、桃仁、水蛭、川芎、刘寄奴、莪术、益母草、茺蔚子、大黄等，可活血化瘀，通腑泄浊。

辨证施治，利于改善肾脏功能，延缓肾脏衰老。

⑦ 中药食疗

（1）黄芪山药粥：黄芪100克，山药、知母各12克，粳米100克。先煎黄芪、知母，去渣后加入山药、粳米煮粥。糖尿病肾病患者每日1次或分2次服。

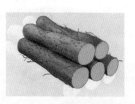

（2）土茯苓木瓜粥：土茯苓50克，木瓜10克，粳米（或薏米）100克。土茯苓、木瓜先煎去渣，后加入粳米（或薏米）煮粥。尿酸性肾病患者每日1次。

——◇养"胆"有道，五个建议试着做◇——

胆道疾病与饮食有密切关系，故饮食预防和治疗具有重要意义。

下面是养"胆"之道的几条建议。

（1）清淡饮食：少吃或最好不吃油炸食品、肉汤等，避免胆囊过度紧缩、胆汁分泌增加。

（2）大量饮水：据统计，70%胆囊炎患者易并发胆囊结石，大量饮水既可稀释胆汁使胆汁不易形成胆石，也可在胆汁代谢失衡，即胆石形成初期将胆石前期物质或小胆石冲刷入胃肠而排出，防止了胆结石的发生。

（3）定时进餐：餐间避免零食，以防止胆囊不断受到刺激而增加胆囊收缩和胆汁分泌。

（4）食物要易消化：易消化的食物可减轻对胆囊等消化器官的负担，容易消化的食物有面片、玉米粥、豆浆、蛋类、菠菜、小白菜等。

（5）饮食不宜过饱：以免胆囊过度收缩，使胆汁分泌增加。

手足的自我保健

⊙天寒地冻防治冻伤有六招⊙

严冬，气温骤降，中老年人因年事高、体质差、活动少、血液循环变差，以及风大、潮湿、鞋袜过紧等因素，手足极易冻伤，甚至出现冻疮，轻者皮肤出现紫色斑块，局部肿胀、发痒、灼痛或有麻木感；重者起水疱、溃烂。

防治方法如下。

①在诸如厨房的洗刷工作完成后，要用毛巾把手擦干，进行按摩以促进血液循环。

②坚持冬季室外锻炼，提高自身的耐寒能力，但要戴上防寒用具，比如手套、暖兜和耳套等。

③不要让沾湿的手、脚被冷风吹到。

④衣服、鞋袜要温暖而舒适，防止过紧而影响局部血液循环。鞋袜要保持干燥，潮湿时要尽快更换。

⑤一旦发生冻伤，可用含有维生素 E 的软膏涂抹或用口服药。

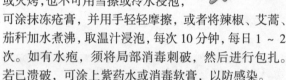

⑥出现冻疮时，不要用热水泡或火烤，也不可用雪擦或冷水浸泡，可涂抹冻疮膏，并用手轻轻摩擦，或者将辣椒、艾蒿、茄秆加水煮沸，取温汁浸泡，每次 10 分钟，每日 1～2 次。如有水疱，须将局部消毒刺破，然后进行包扎。若已溃破，可涂上紫药水或消毒软膏，以防感染。

◦足部养生，做好"六字诀"◦

1 摸

经常用手指触摸双脚的各个部位，若触摸到皮下组织有结节、硬块或水疱样感觉，且感到疼痛时，说明该处所对应的内脏器官已发生病变或功能不正常，应及时去医院诊治，千万不可掉以轻心。

2 按

当您触摸到有结节、硬块或感觉疼痛的部位时，可以采用各种手法适时地进行按摩刺激，使其结节、硬块逐步消失，疼痛感逐渐减轻或消除。这样，经络就会畅通无阻，阴阳就会相对趋于平衡，疾病隐患也会自然消除。

3 搓

经常搓揉脚心的"涌泉穴"，能补精强肾，健体消疾，对其他脏腑器官亦有保健作用，故老年人应常搓脚底涌泉穴。

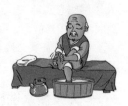

4 温

中医学认为"诸病从寒起，寒从足下生"，所以，经常保持双足的适当温度，是老年人预防疾病从脚底入侵必不可少的一环。

健康老年人脚部的正常温度应该是：脚尖约为22℃，脚掌的温度约为28℃。如果过高或者过低均属异常，即为病态。若脚尖发凉，一般多为头部疾病，如头痛、头胀、失眠、脑部供血不足等疾病；若是足跟部冰凉，多为肾虚症状；若全足冰凉，多属下肢循环欠佳，气血双虚的征兆。故应经常注意足部保温，如揉搓法、温水泡洗法、运动双足法等。

5 洗

老年人经常用温水洗脚，既能清洗保洁双足，又能保持足温，防止寒从脚底入侵，还能促进末梢血液循环，保证人体新陈代谢功能的正常运转。

6 走

生命在于运动，运动要靠双脚。脚素有"第二心脏"之称，有无数个神经末梢与大脑紧密相连，与人体健康息息相关。中老年人经常走路，足部肌肉、血管有规律地舒缩，可使静脉回流加速，有利于组织、器官之间的血氧交换及循环通畅，使人体功能正常，从而达到延年益寿、强身健体的目的。

○天天热水洗脚，老了也不用吃药○

下面介绍有关足浴的具体方法。

① 开水熏蒸法

①将开水倒入桶或盆内，桶或盆的高度最好在30厘米左右，以便使热气得到更长久的蒸发。

②为使热气不至于很快散尽，可用一个塑料袋，袋底开两个口，双脚从袋口插入，袋口向下盖住桶或盆口。

③找一个结实木架，放在桶或盆内，略高于水面，用于放置双脚，然后让双脚及小腿被热气蒸熏20～30分钟。

④待水温下降后，将木架取出，双脚浸泡在水中搓洗，直至水温渐凉为止。

⑤在蒸洗中，可边蒸洗边用双脚相互搓压，也可用手对双脚进行擦揉。

② 热水浸泡法

①泡脚桶与蒸脚桶大致相同，水温一般维持在40～50℃，为保持水温，应随时加入热水，水量应

该超过踝关节，时间以 20 ~ 30 分钟为宜。

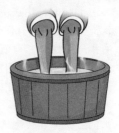

②在泡脚的同时，用手缓慢、连贯、轻松地按摩双脚，先按摩脚背，后按摩脚心，直至发热为止。这样，能使局部血管扩张，末梢神经兴奋，血液循环加快，新陈代谢增强。如能长期坚持，不仅有保健作用，还对神经衰弱引起的头晕、失眠、多梦等症状有较好的疗效。

③ 药物足浴

目前，将中药加入足浴水中，是许多经营足浴场所常用的招数。在家里进行足浴时，也可加入一些简单的辅料，如盐、姜、醋、小辣椒、艾叶等。

①加入盐，可使感冒症状减轻，加快痊愈，用量为每 1000 克水加 15 克盐。

②姜有散热、止痛、止吐、温胃、杀菌等作用，类风湿性关节炎、高血压患者适用，用量为每 1000 克水加生姜 50 克。

◎多揉搓脚心涌泉穴保健康◎

涌泉穴是足少阴肾经的井穴，位于足底（去趾）前 1/3 处，即五指用力弯曲，中央凹处为涌泉穴。

涌泉穴养生法由来已久，宋代在民间就已盛行。《苏东坡文集》中有这样的记载：闽广地区很多人染有瘴气（疟疾），有个武将却多年安然无恙，面色红润，腰腿轻快。后来人们发现，他每日五更起坐，两足相对，热摩涌泉穴无数次，以汗出为度。之后，很多人仿效此法，不仅很少得病，而且很多有多年痼疾的人也不治而愈。

涌泉穴养生治病的方法很多，有用药物烘烤的，有用灸的，也有用膏贴的。现简介如下：

（1）擦涌泉穴法：每日早晚，用一手握足趾，一手摩擦涌泉穴，至足心发热止。常用此法可使老年人步履轻捷、足胫强健，并可促进睡眠，使大小便通畅。

（2）火烘涌泉穴法：用中药川乌（或草乌）100克，樟脑10克，共研为细末，用醋调制成弹子大小，置于足心，足下放微火烘烤，温度以人能耐受为度，用衣被围住身体，使汗出如涎，即生效。此法可治足、膝等关节风湿疼痛。

（3）灸涌泉穴法：《扁鹊心书》指出："涌泉二穴，在足心宛中，治长年脚气肿痛，或脚心连胫骨痛，或下肢腿肿，沉重少力。"用艾条或艾炷灸涌泉穴20～30分钟，每晚临睡前灸一次即可。

科学用药，适当进补

⊙是药三分毒，不可过分依赖⊙

　　人到中老年，身体各系统（如脑、心、肝、肾、肺等）的功能都有不同程度的衰退，因而对药物的耐受、解毒、排泄能力和抵抗药物副作用的能力也会大大降低，很容易就在体内蓄积中毒。

　　中老年人药物代谢的特点主要表现为：

① 药物吸收速度下降

　　中老年人胃酸分泌减少，酸度下降，阻碍了对药物的吸收；由于消化道内的吸收面积减小，内脏供血减少，胃肠蠕动下降，也使药物在肠道内停留时间延长；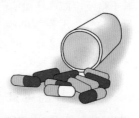
老年人全身皮肤、肌肉的血流量减少，血管通透性下降，更使药物吸收速度减慢。

② 对药物解毒功能降低

　　药物进入体内后主要是在肝脏内解毒，但是，由于中老年人肝脏萎缩，肝血流量减少，酶的活性也降低，所以对药物的解毒功能也逐渐降低。

③对药物的排泄减慢

药物在体内代谢后，主要经过肾脏排泄，但中老年人肾体积减小，肾血流量也相对减少，使肾小管排泄功能下降，故易引起药物在体内滞留，产生蓄积中毒。

④存在多种药物的协同或拮抗作用

中老年人常常身患多种疾病，同时病情相对复杂，在治疗某一种疾病的同时，还要考虑治疗其他疾病，这就不可避免地发生药物间的协同或拮抗作用，引发药物中毒或用药无效。一般而言，同时服两种药以上，其不良反应即可增加；若同时服五六种药，产生不良反应的机会几乎达100%。

因此，中老年人除必须用药物治疗的疾病外，一般的医疗保健、长寿，药还是尽量少用为好。

⊙补药可食，但不能滥用⊙

①应当知道的抗衰老类药物

我国历代医药学家研究流传下来的传统抗衰老药物400余种，抗衰老方剂千余条。经过现代科学的研究，目前的概况是：

①延长细胞寿命和整体寿命的药物，有人参、枸杞、党参、黄精、蜂花粉、珍珠等。

②调节免疫功能的药物，有灵芝、香菇、银耳、

海参、大蒜、黄芪、桂圆、大枣、桑葚、鳖甲、肉桂、大黄等。

③改善机体代谢、调节内环境平衡的药物，有当归、山楂、胡桃、杏仁、冬虫夏草、茶叶、三七、刺五加、蜂蜜等。

④改善内脏功能的药物，有丹参、银杏叶、胎盘、海马、蜂乳、阿胶、百合、黑芝麻、山药、菊花、生姜、车前子等。

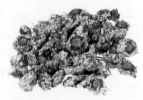

⑤具有抗感染作用的药物，有金银花、蒲公英等。

这些药物中有一部分兼具疗效食品的特点，凡需要饮食保健的老年人，都可以在医生的指导下服用。

② 适当进补的注意事项

①中老年人的脾胃同其他脏器一样，功能日渐衰退，消化、吸收能力下降。补药多是一些富含营养的药物或食物，若需进服，只能少量多次，切勿急补、大补。过量的补品只会增加老年人肠胃的负担，无益于身体的健康。

②中老年人有病时当以治病祛邪为主，先逐病根，元气而后自复，不一定要用进补治疗。治病攻邪不可用过分峻烈之物。

③中老年人若确需进补时，必须辩证进服，要掌握因人而异、因病而异、因地而异、因时而异的原则，分清是气虚、血虚，还是阳虚、阴虚，或者是四者皆虚，再选用适当的药物进补。如鹿茸、人参是温补药，阴虚火旺者不宜用，用后会口干舌燥，咽痛便秘，烦躁不安。

④遇到感冒、伤食、急性肠胃炎等病症时，不宜进补。须待病情消退痊愈后，再适当少量进补。

⑤必须说明的是，补药也是药物，不是万能灵药，也有副作用，除必要服用外，中老年人切勿过分依赖补品。

◦中药煎取有度重四法◦

受传统观念影响，中老年人大多喜爱服用中药，但如果中药煎得不合理，煎出的药液质量不高，就会使疗效降低。中老年人只有掌握正确的煎药方法，才可得到高质量的药液，以利强身健体。

1 煎药用具

煎中药要用砂锅，因为砂锅的化学性质稳定，在药物煎煮这个复杂的化学反应中，不会干扰药物的合成与分解。而且，砂锅受热均匀，药物

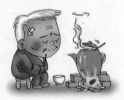

有效成分能够充分溶出。

一般说来，煎药忌铁器，因为铁是比较活跃的化学元素，加热后容易与药物中的鞣质和苷类发生化学反应，轻则使药液变色，重则改变药物性能，甚至产生一些副作用。

② 煎药用水

古人对煎药用水有颇多要求，现代人虽不必过于拘泥，但至少也要保证水的清洁，注意水的温度，千万不能用开水。

这是因为，药材在干燥过程中，水分被逐渐蒸发，组织细胞因失水而皱缩，有效成分以结晶形式存在于药材细胞内。要让这些有效成分得以充分溶出，就应该让药材有一个还原过程，即让水分逐渐渗入药材内部，使细胞膨胀，以利煎煮时有效成分的顺利析出。所以，煎药前应先用温水浸泡药材几十分钟。

而如果用开水煎药，过高的水温，会使药材中所含的蛋白质迅速凝固，在药材或细胞表面形成一层膜，阻塞了水分渗入和有效成分析出的通路，煎成的药液自然质量差。

③ 煎药水量

煎药的水量，要根据药物的体积、质地、吸水性能以及煎煮时间来灵活掌握。一般情况下，加水量以淹没药物为度或稍高。加水太多，药液浓度降低，于吸收不利，病人也难以服用；加水太少，有效成分煎出少，反易煎干。

④ 煎煮次数

一剂中药，一般可煎煮 2 次或 3 次，然后将几次煎出的药液混合后再多次服用为好。

○中老年人实用家庭药箱清单○

中老年人应有一个存放常用药品的药箱或抽屉，以帮助自己根据自身掌握的医学和养生知识，在不求助医生和护士的情况下，进行自我预防。

① 常备外用药

① 1% ~ 2% 甲紫（俗称紫药水）20 毫升（小瓶），有杀菌作用，并对糜烂、渗出液较多的创面有收敛作用。

② 75% 医用酒精（即乙醇）60 毫升，可用于皮肤的消毒，有杀菌作用。

③ 高锰酸钾结晶 5 克，用于化脓性皮肤病、受污染的创面、慢性溃疡的湿敷或浸泡。应特别注意的是，稀释后的高锰酸钾溶液（1∶5000）一定要呈淡粉红色，方能起到杀菌作用。

④ 氯霉素眼药水一支，用于结膜炎、角膜炎和沙眼等。

⑤金霉素眼药膏一支，用于结膜炎、角膜炎和沙眼等。

⑥0.9%氯化钠溶液（即生理盐水）10毫升，主要用于创面的清洗，湿敷，无杀菌或抑菌作用。

⑦伤湿止痛膏或麝香虎骨膏，用于关节肌肉酸痛。

⑧开塞露，为便秘时通大便。

⑨清凉油一盒，用于蚊虫叮咬。

② 常备内服药

中老年人常备内服药主要是常用西药和常用中成药两部分。

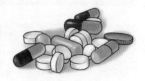

①抗心绞痛药，如硝酸甘油等。

②抗高血压药，如卡托普利（巯甲丙脯酸）等。

③镇咳祛痰药，如溴己新（必嗽平）、橘红片等。

④治疗消化性溃疡药，如氢氧化铝等。

⑤治疗消化不良药，如干酵母、胃蛋白酶等。

⑥解热镇痛药，如退热片、复方阿司匹林、安乃近等。

⑦镇静催眠药，如安定等。

⑧抗生素类，如磺胺类药（复方SMZ）、诺氟沙星（氟哌酸）、小檗碱（黄连素）、鱼腥草制剂等。磺胺药能抑制细菌繁殖，抗菌谱较广，可用于支气管炎、

尿路感染、肠炎等，服时应多饮开水；氟哌酸治疗呼吸道感染及泌尿道、消化道感染；黄连素可治胃肠感染，如细菌性痢疾；鱼腥草主治呼吸道感染。

⑨常用中成药，如川贝枇杷露、抗感冒冲剂、三九胃泰颗粒剂、西瓜霜、三七伤药片等。

医院，该去就得去

⊙中老年人定期体检的十项重点⊙

中老年人应定期体检，发现疾病及早治疗，这是众所周知的道理。但是，老年人应做哪些体检呢？通过体检又能发现哪些疾患呢？

（1）**量体重**：身体过于肥胖会增加心脏负担，易诱发心血管等疾病的发生；过于消瘦，会使抵抗力减低，免疫功能下降而感染其他疾病。

（2）**验小便**：可及时发现肾脏病、糖尿病。对于高血压、冠心病患者，查小便可了解有无肾细动脉硬化。

（3）**心电图**：可发现冠心病心肌缺血改变、心律失常等。

（4）**查肝功**：及时发现肝炎、脂肪肝、肝硬化、肝癌等，进行积极治疗。

（5）测血压：高血压是冠心病发病因素之一，血压经常处于高峰，还会发生脑血管意外。血压低也应引起重视。

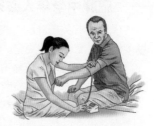

（6）查眼底：可及早发现老年性白内障、原发性青光眼。患有高血压、冠心病、糖尿病的病人，查眼底可反映脑动脉硬化的程度。

（7）X线胸透：可早期发现肺结核、肺癌，尤其是常年嗜烟者更应该定期做胸透检查。

（8）大便隐血试验：可早期发现胃癌、结肠癌及消化道疾病。

（9）肛门指检：有助于发现直肠癌、男子前列腺癌、前列腺肥大等症。

（10）乳房及妇科检查：及早发现乳腺癌、宫颈糜烂、子宫癌及附件类疾病。

另外，为了更好地保证身体的健康，中老年人最好每周自测一次血压，每天量一次体温；有慢性病的中老年人，最好每3个月去医院做一次检查；长期服用某种药物后，应去医院做适当检查，看是否用药正确，并在医生指导下酌情增减药量。

─○肥胖中老年人必须做的五类检查○─

①应做有关肥胖的常规检查，如体重、皮下脂肪厚度测定、肥胖指数测定。

②患糖尿病时，应做有关糖尿病的常规检查，如血糖、糖耐量实验、胰岛素测定等。

③患高血压时，应做血脂、心电图、X线胸透、超声心动检查以及其他心肾功能检查。

④患胆囊炎、胆结石时，应做肝脏和胆囊B超检查和血脂检查，必要时还要做胆囊造影检查。

⑤减肥的基本原则是采用综合治疗方法：一般轻度肥胖，只要适当减少食量，增加体育锻炼，逐渐养成良好的生活习惯，体重就会逐渐下降；中度肥胖，以中药治疗为主，辅以针灸、按摩，尽量不用西药；重度肥胖，中西医两种方法共同使用。

─○中老年人应当接种的三类疫苗○─

因为机体功能的衰退，中老年人容易成为病原微生物侵扰的对象，而预防接种疫苗正是其防病的重要举措。

（1）气管炎疫苗：又称哮喘疫苗。主要用于预防上呼吸道感染以及由此而引发的支气管哮喘、哮喘性支气管炎、慢性支气管炎等病症。这些病患多系甲型溶血性链球菌、白色葡萄球菌、奈瑟双球菌等细菌感染所致，发病率随年龄增加而上升。

（2）流感疫苗：主要用于预防流行性感冒。特别是患慢性支气管炎、肺气肿、糖尿病、肝功能损害、心脏疾患的老年人更应接种。

（3）破伤风疫苗：用于预防破伤风杆菌感染。老年人多养宠物，易被猫、狗等小动物抓伤、咬伤，实属破伤风的易感人群，故接种破伤风疫苗十分必要。

另外，适宜中老年人接种的还有甲、乙肝疫苗，防结核病的卡介苗等。

中老年人预防接种疫苗时，可与一般防疫部门或医院联系。

——◎七类症状出现，应立刻送医急诊◎——

（1）高热：突然发高热，体温在39℃以上，常表示病人已有病毒或细菌性感染，尤其是伴有神志改变、呕吐或呼吸困难者，应及时送医院治疗。

（2）频繁心绞痛发作：以往无心绞痛病史而突然频繁发作心绞痛，或原有心绞痛史现频度增加或突然程度加重，并有出冷汗、面色苍白、恶心、呕吐等症状时，要想到心肌梗死的可能，应争分夺秒，尽可能平静、快速地把病人送去医院急诊。如病情危重，应立即打电话请急救中心或医院派医生来现场抢救，待病情稳定后再送医院继续治疗。

（3）**急性心衰**：患有心脏病的中老年人，突然（左心衰竭者常发生于夜间入睡后）出现心慌、气短、不能平卧、吐粉红色泡沫样痰、嘴唇及手指末端发紫，应尽快送医院抢救。

（4）**中风先兆**：不论原来是否患有高血压病，如果突然出现一边性说话困难、视力模糊、眩晕或站立无力、嘴角歪斜、流口水，是暂时性脑缺血的表现，病人可能发展成脑血栓或脑出血，应尽快送附近医院急诊。运送途中要尽量避免颠簸，病人头偏向一侧，以防呕吐物被吸入气管引起吸入性肺炎或窒息。

（5）**大量出血**：如发现有大量咯血、呕血或便血时，应急送医院。

（6）**急性腹痛**：如腹痛较剧烈、持续时间较长、腹部较硬并有压痛，或伴有发热、恶心、呕吐等症状时，常为急性阑尾炎、胃及十二指肠溃疡穿孔、腹膜炎、肠梗阻等急腹症引起，且中老年人急腹症并发症多，病情凶险，应急诊入院治疗。

（7）**外伤骨折**：中老年人由于骨质比较疏松，所以跌倒时常可导致股骨颈骨折、胸腰椎骨折等，如以手撑地则易发生桡骨远端骨折。故中老年人跌倒后若出现髋部、腰部、手腕部明显疼痛、局部肿胀、肢体变形时，应高度怀疑骨折而急送医院治疗。

第七章

防病抗病养病，全家总动员

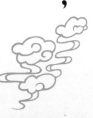

对抗疾病，预防胜于治疗

◎感冒攻势强，预防四方面◎

1 抵御传染

①家人及亲属如患感冒，应注意尽量隔离，避免传染给中老年人。

②中老年人的居室内应保持整洁卫生，好天气时应开窗通风。

③天气寒冷不宜开窗通风时，室内应常以食醋加适量的水

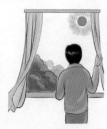

加热煮沸，可抑制和杀灭室内病菌，起到消毒作用。

④在流行感冒高发期，中老年人应尽量少去拥挤的公众场所，多饮白开水。

2 避免受寒

①注意天气变化，随气温变化随时增减衣服。

②春季衣服宜渐减，不可 1 次脱得太多。

③夏季不要在阴冷处乘凉过久，生冷、肥腻、瓜果等要酌情少吃。

④秋季衣服要根据情况逐渐增加，以提高耐寒能力。

⑤冬季房内要有取暖设备，注意早睡晚起。

③ 增强免疫

①饮食中应有充足的蛋白质，如豆制品、鱼肉、牛奶、瘦肉、蛋类等。

②适当补充维生素类，尤其是维生素 A、维生素 B_2、维生素 C，对增强上呼吸道的防御功能有较好作用。

③条件许可的中老年人，每天早、晚各吃 1 个核桃，用生姜 3 片煎汤送服，或用黄芪 10 克，早、晚两次，煎汤内服。

④戒烟，烟中有害物质可破坏呼吸道黏膜的防卫功能，造成抵抗力下降。

⑤早晨起床，在室内或户外经常做体操、练八段锦、打太极拳等，有利于增强体质。

④ 按摩强身

①擦鼻。两手掌大鱼际肌互相对搓发热，然后用搓热的大鱼际肌从印堂穴开始沿鼻两侧下擦至鼻翼迎香穴。可以两手同时，也可两手轮流擦。

②按迎香穴。两手中指中节紧按两侧迎香穴顺反时钟方向备按摩 16 次，并在穴位上加压重按几下，有酸胀感为宜。

◎四妙招有效防范白内障发生◎

据保健专家长期研究和临床实践，以下四招可有效预防老年性白内障的发生。

第一招：戴深色眼镜

研究发现，接受太阳光紫外线照射时间越长，中老年人患白内障的可能性就越大。外出时戴深色眼镜或戴毡帽，可使眼睛受到的紫外线照射量大大减少。60 岁以后视力下降的中老年人，如戴上黄褐色太阳镜，就可预防白内障的发生，并可阻止视力进一步减退。

第二招：防止脱水

中老年人在发生脱水情况下，体内液体正常代谢紊乱，就会产生一些异常的化学物质，损害晶状体，导致白内障发生；而对已发生白内障的患者，脱水可使病情加剧。因此，中老年人一旦遇到各种原因引起的腹泻、呕吐，或在高温条件下大量出汗等，都应及时补充水分，满足代谢的需要。

第三招：摄入足够的维生素 C

人眼中维生素 C 的含量大约比血液中高出 30 倍，维生素 C 可不定期减弱光线和氧对晶状体的损害，防止视力减退和老年性白内障的形成。

中老年人随着年龄的增长，营养吸收功能与代谢功能逐渐衰退，晶状体营养不良，维生素 C 含量明显下降，久而久之引起晶状体变性，导致白内障发生。故应尽量摄入足够的维生素 C。

第四招：适当服用阿司匹林

老年性白内障患者体内氨基酸水平往往较高，其色氨酸及其代谢产物与晶状体蛋白结合变为棕黄色物质在晶状体沉积，形成白内障。而阿司匹林可以减慢这一进程，从而可推迟白内障的形成。中老年人一般应在饭后服用阿司匹林，因其对胃黏膜刺激性较大。

⊙积极预防腰腿痛的三个有效措施⊙

腰腿痛是常见病，中老年人的腰腿痛更为多见。主要是由于腰椎骨关节退行性变化和腰肌肉的慢性劳损以及肌无力等引起，年岁大了气血不活，更容易使腰部气滞血瘀，如再受风着凉，感受寒湿或过度疲劳，就更容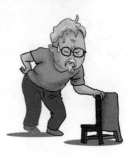易发生腰腿痛。因此，中老年人必须注意积极预防。

①活动时要集中精神。从生理学上讲，运动器损伤包括腰部损伤，多数是由于没有精神准备，不注意造成的。由于骨关节的运动靠肌肉收缩，肌肉的收缩靠神经支配，如果精神不注意，神经支配与肌肉运动不协调，就会引起损伤。

②要注意合乎生理的劳动或运动姿势。总的原则是：劳动或运动时，脊柱竖直的肌肉应当处于收缩状态，例如，抬物时先蹲下，使腰部保持直立姿势；切

菜时应站直等。

③注意腰背肌的锻炼。背伸运动、腰旋转运动、上肢越头交叉运动，都能很好地锻炼腰背肌。

○骨质疏松症的六个防治措施○

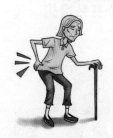

骨质疏松症是中老年人的常见病，而预防骨质疏松的最佳时机，是在年轻时期；预防的最好方法，则在于日常的饮食起居。

①在膳食结构中加大奶质品的比重，补充钙质。那些对奶质品过敏的人，可以通过多吃虾皮、海产品、豆类食品来补钙。

②补充雌激素可达到防止骨量丢失的最佳效果，但长期服用应在医生指导下使用。

③步行、跑步、上下楼梯、掌上压或墙上压等运动都可强化骨骼组织，有助于预防及延缓骨量丢失，并可改善机体的全身情况，提高灵活性，防止跌倒和创伤，减少骨折发生率。

④站、坐、睡等姿势要正确。站姿：耳垂与颈部垂直，肩膀向后伸展，挺腰收腹；坐姿：挺腰收颈，双脚触地，椅高及膝；睡姿；板床加硬褥，枕头承颈椎，腰背平直伸。

⑤定期检查骨骼密度，随时掌握自己的骨质状况。

⑥如果经检查确定有骨质疏松后，可加服一些钙制剂；必须选择安全性高的鞋；不宜参加剧烈运动。

◦警惕诱发高血压的四大因素◦

中老年人患高血压者很多，其发病率约占50%。常见可诱发老年人高血压的因素有：

（1）膳食因素：盐摄入过量可使血压升高，而低盐饮食则可降压。中老年人由于味觉功能减退喜欢吃些较咸（含钠高）的食品，因而易致高血压。因此，应把少盐饮食作为预防高血压的重要保健措施之一。研究表明，膳食中钙不足也可使血压升高。

（2）肥胖因素：中老年人腹部的脂肪堆积，表现为腰围往往大于臀围，这种向心性肥胖容易发生高血压，可能与中老年人存在胰岛素抵抗有关。中老年人易继发高胰岛素血症，常伴发高血压。

（3）神经血管因素：老年人交感神经活动性高，血中肾上腺素水平较高，但不易排出；血管弹性降低，血管内膜增厚，常伴有动脉粥样硬化，均可诱发高血压；中老年人肾脏排钠能力降低，也可导致高血压。

（4）心理因素：持续的心理紧张、心理疲劳会导致人体脑神经系统和内分泌系统功能失调，使大脑皮层和皮层下血管舒缩中枢发生功能紊乱，从而引起血管痉挛和血压升高。因此，中老年人应学会情绪的自我控制与转移，正确对待已发生的心理突变，培养稳定而乐观的情绪。

⊙预防心脏病发生的八个方法⊙

心脏病是威胁老年人健康的最大杀手之一，尽管年轻人也可罹患心脏病，但毕竟其更常见和高发于中老年人。因此，老年人须谨防心脏病。

（1）减肥：肥胖者患心脏病的比例远远高于正常体重的人，特别是"苹果形"身材（腰臀肥胖）的人更危险。只要中老年人减肥 3 ~ 5 千克，心脏状况就会有很大改善。但较胖中老年人不要指望自己一下子变成超级模特，要通过平衡饮食和锻炼逐渐达到减肥的目的。

（2）少吃蛋黄：一个普通大小的蛋黄约含胆固醇200 毫克。中老年人胆固醇较高的话，一周最多只能吃两个蛋黄。

（3）多运动：每天适度运动 20 分钟，可使患心脏病的概率减少 30%，快走的效果最好。

（4）戒烟：吸烟中老年人患心脏病的比例是不吸烟中老年人的 2 倍。研究发现，中老年人戒烟 2 ~ 3 年后，患心脏病的风险就会降至与不吸烟中老年人一样的水平。

（5）注意饮食：平时生活中坚持吃低脂肪食品，如瘦肉和低脂乳制品等；要少盐分，避免过多摄入钠盐，因为食盐过多会加重心脏负担。

（6）适量饮酒：中老年人1周喝3～9杯酒为适量，对心脏有好处。但要注意别贪杯，因为长期大量饮酒可使心肌细胞变性、失去弹性而使心脏扩大，引发心脏病。

（7）当心糖尿病：有糖尿病的中老年人患心脏病的比例是其他中老年人的4倍。因此，中老年人要定期体检，对糖尿病"早发现，早治疗"。

（8）控制情绪：如果中老年人脾气暴躁，遇到突发事件不能控制自己，也容易诱发心脏病。

观察疾病的早期信号

⊙自测疾病，注意九项健康监护⊙

中老年人在日常生活中，如果能够多多注意健康状况的自我监护，就可以尽早发现疾病，有利于及时诊治。

① 自测胸闷气喘

如果在安静的状态下总感到胸闷、胸堵或心悸怔忡，胸中突然蹦一下或停一下，或在上楼（3～5层）以后心跳气喘半小时左右，有时还可能有停跳（即期外收缩），应及时到医院检查心脏，看有无冠状动脉供血不足的现象。这组症状经常是心脏功能不佳的最早表现。

② 自测食欲改变

因疲劳或感冒偶尔一两顿饭不想吃是正常的，如果超过一星期就应警惕了，胃部及消化系统其他器官（肝、肠）的肿瘤通常有这些症状。

有一种进食发噎的现象更应注意，正常速度进食或吞咽、吃干食品、连续吞咽过急会偶尔发噎，但如果总是发噎，并且愈来愈重，这种情况可能是食道肿瘤的征兆，要及时去医院检查。

③ 自测排便异常

正常人都有一定的大便习惯，中老年人如果两个月内排便的习惯发生了变化，时而便秘，时而腹泻，时而两三天才排一次便，有时却一天两三次或更多次地排便，这是肠道功能紊乱的最早征象，必须进行检查。大肠及直肠肿瘤，在早期就常有这类症状。

④ 自测无端出血

不该见血的地方，如果突然出血，例如痰、粪便、尿、鼻涕中，出现不论是血丝、血点、血块，都应引起老年人的警惕。中老年人痰中带血，大多是肺部肿瘤的最早症状。

总之，除去鼻子由于天气过于干燥，可能因局部微小血管破裂而引起的出血外，一般排泄物或分泌物带血都不是好现象，必须引起注意。

⑤ 自测头晕头痛

如果清晨醒来，头脑仍是昏昏沉沉，头晕头痛，有可能是高血压或脑动脉开始硬化的迹象。偶尔发生一两次，可能是因为夜间失眠或多梦、噩梦造成的，如果经常发生上述症状，那就必须抓紧检查观察，找出原因所在。

⊙头痛剧烈，应查四类疾病⊙

一般而言，中老年人除了明确的感冒发热及邻近器官发病波及大脑引起的头痛外，若突然有较剧烈的头痛，应考虑可能有下列疾患：

（1）高血压急症：包括急进性高血压、高血压危象和高血压脑病。三者不尽相同，但有内在联系。高血压平时头痛是比较少见的，有的也只是昏痛夹杂钝痛而已，但出现上述三种急

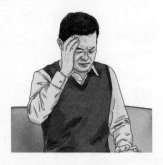

症突变时，就有较明显的头痛、头胀，常并发眩晕、耳鸣、恶心呕吐、心悸眼花，甚至可有肢体乏力麻木、精神异常等症状。

（2）脑肿瘤：中老年人患脑瘤时，由于早期瘤体细小、颅内腔隙较大、占位效应不明显，多不引起头痛。但肿瘤由量变到质变时，便可压迫大脑、堵塞脑脊液通路而致脑水肿、颅内压增高，甚至损害颅神经，此时便会突然头痛加剧或骤然全头胀痛，兼有视物模糊、走路不稳、呕吐、偏瘫、精神紊乱等。

（3）慢性血肿：这常常是指慢性硬脑膜下巨大血肿。此症虽多是头部轻微外伤所致，但中老年人却常常遗忘了这一瞬而过的外伤史，等到 1 ～ 2 月或更长时间后出现头痛、头胀、对侧肢体逐渐不灵、抽搐等症状时，还不清楚到底是怎么一回事，直至头痛难忍、抽搐频频，甚至神志恍惚，经 CT 等检查后，才恍然大悟。所以，必须引起警惕。

（4）脑动脉瘤：此瘤多为先天性，平时可隐匿在大脑深处的颅底，若不破裂出血，则不发生头痛，也不损伤神经。如果破裂出血，病情便急转直下，首先出现的是突然剧烈头痛、恶心呕吐、头胀如天崩地裂，接着是昏迷、抽搐。1 ～ 2 日后若能清醒，头痛依然，此时可见一眼睑下垂，眼球活动不灵、视力下降或失明。

─○手指发麻，看看疾病是否找上门○─

手指发麻是中老年人的一种常见症状，尤其在睡眠中容易发生，究其原因，大约有以下几种：

1 一过性脑缺血

中老年人常有高血压、高血脂等，高血压会引起血管痉挛，高血脂会引起血液黏稠度增高，加上晚上睡眠时血流缓慢，这些因素都会导致一过性脑缺血而出现手指发麻的现象。

因此，中老年人要定期查血压、查血脂、做血液流变学检查，如有高血压或高血脂等情况，要积极治疗，并要多饮水，还可在医生指导下应用尼莫地平、丹参、曲克芦丁、阿司匹林等药加以改善微循环，手指发麻的现象便会消除。

2 颈椎病

颈椎病的症状表现多种多样，手指发麻是其中之一，做颈椎 X 线摄片可以诊断。

中老年人患了颈椎病，除了可以采用理疗、牵引和应用一些活血化瘀的药物外，平时可多做一些缓慢活动颈部的保健操；睡眠时枕头高矮要适宜，一般以 7 ~ 9 厘米为宜，软硬适中，睡姿正确，以避免局部血管和神经组织受压。

③ 糖尿病

糖尿病会产生多种并发症，糖尿病性神经病变就是其中之一，如果发生周围神经病变，就会有四肢麻木感和感觉异常等症状。因此，中老年人一旦患有糖尿病，要及时进行正规合理的治疗，把血糖控制在正常范围，并注意补充维生素 B_1、维生素 B_6、维生素 C 等，四肢麻木感便会消除。

另外，中老年人如果长期消化吸收功能差，营养不良，会引起维生素 B_1 缺乏致末梢神经炎，从而引起手指发麻；在睡眠中如果姿势不正，颈项偏斜手臂受压，亦会引起手指发麻。

可见，引起中老年人手指发麻的原因较多，至于是何原因引起手指发麻，需要去医院进行细致检查，才能针对病因尽快进行治疗。

──◎四类"内脏性腰痛"不可掉以轻心◎──

腰痛并不都是由腰疾引起，某些腰部邻近器官的疾病也可引起腰痛症状，如肾、胰、子宫、前列腺等，这就是所谓"内脏性腰痛"。

① 肾脏疾病

急性肾盂肾炎或慢性肾盂肾炎是常见的腰痛原因，表现为腰部酸痛或钝痛，重者表现剧痛，沿输尿管放射，以至会阴部疼痛。除此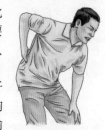
以外的许多肾脏疾病也都可引起腰
痛，常见的有肾结石、肾脏结核、
肾下垂和肾盂积水等。

　　肾脏和输尿管的感觉神经纤
维，经内脏神经传至第11、12胸
神经和第1腰神经后根，故肾和输
尿管疾病引起的疼痛，可由肋脊角扩展到下背部及大
腿根部的内侧面。肾周围脓肿可引起腰肌痉挛和局部
压痛。肾脏肿瘤引起腰背痛，可能与肾的膨胀或脊神
经受压有关，故疼痛部位常于右肋脊角。输尿管结石
可引起下腰部疼痛、膀胱疼痛。膀胱和前列腺病变则
引起骶尾部痛。

② 胰腺疾病

　　胰腺疾病引起的腰痛，可由上腹部放射而来。此
外，胰腺包膜薄而不完善，一旦发生病变，特别是胰
腺的炎症或肿瘤易波及附近的组织和器官。胰腺的痛
觉神经由内脏神经传至第6～11胸神经节，该神经
节为双侧性的。

　　急性胰腺炎的急腹症常向左侧腰背部放射，而胰
腺癌患者，特别是胰腺体或胰尾部肿瘤，常有顽固难
忍的腰背痛，病人常彻夜不能入眠，往往于脊柱屈曲
减轻在坐位时感到舒适，同时伴有食欲减退和体重逐

渐减轻等现象，晚期可出现黄疸、消瘦和衰竭。

③ 盆腔疾病

中老年人的尿路感染很常见，但要明确诊断必须采用尿细菌培养计数。

男性慢性精囊炎、前列腺肥大或前列腺肿瘤等，疼痛部位主要表现在腰骶部，并伴有会阴部不适感、尿道灼热感及尿频等症状。

女性的盆腔炎可引起腰背部痛，多有下腹部重坠感与压痛。患急性输卵管炎、子宫内膜炎、卵巢炎时，如治疗不当、不彻底时，则在盆腔内发生广泛粘连而致腰痛。

子宫位置异常（如后倾），支持它的韧带将受到过度的牵引，同时部分神经受到压迫，可累及腰痛。生育过多的妇女，由于支持子宫周围的韧带松弛，无法将子宫保持在正常位置，使子宫脱垂，这必然引起腰痛。

患生殖器肿瘤时，当肿瘤超过儿头大或是向阔韧带生长时，由于韧带牵引而致腰痛，特别是肿瘤发生蒂扭或癌症已侵及宫旁组织及韧带时会引起剧烈疼痛。

④ 其他疾病

肺及胸膜病变、十二指肠球后部溃疡、胆囊炎、胆石症、阑尾炎等肺及胸腰、消化道肝胆疾病，有时也可伴发腰痛。由于这些疾病本身都具有各自的特有症状，因此诊断多无困难。

当中老年人发现腰痛时，应及时到医院做全面检查，找到病因，对症治疗，才能取得满意的效果。

⊙不能凭感觉盲目判断的五种病情⊙

许多疾病在潜伏期或早期乃至中期，常会缺乏明显的自我感觉症状，尤其是老年人，随着身体各器官的逐渐老化，生理感觉也会变得迟钝，使一些重病不易被觉察。因此，中老年人不能单凭感觉判断病情的轻重。

（1）发热：中老年人由于机体反应迟钝，在患有肺炎、胆囊炎或一些感染性疾病时，常常不出现高热，有时仅出现低热，有的体温甚至会低于正常。所以根据体温高低来衡量病情轻重是不可靠的。

（2）疼痛：中老年人患心肌梗死时，可以没有剧烈的心前区疼痛，而表现为胃痛、牙痛甚至无痛。有些老年人患阑尾炎或急腹症时，腹痛也可能不剧烈。

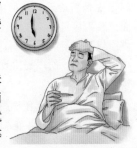

（3）食欲：中老年人味觉和嗅觉功能逐渐减退，消化功能减弱，吃东西本来就不那么香，一旦患了肝炎等

以食欲缺乏为主要表现的疾病，也容易被忽略。

（4）嗜睡：一些中老年人患了重病会出现意识障碍而嗜睡，此时切不可认为是自己糊涂而掉以轻心。

（5）头晕：高血压患者有时会有头晕症状，因此有些中老年人就凭感觉服用降压药，头晕不适就加大剂量。其实，头晕并不只是血压高的症状，血压过低也会出现头晕不适，继续服用降压药非常危险。

◎必须警惕的五种清晨生理异常◎

中老年人的许多疾病都会在清晨表现出特有的症状，中老年人如能了解这些症状，即可早期发现一些疾病，配合治疗。

① 头晕头昏

如果中老年人晨醒后头脑昏昏沉沉或有头晕症状，则提示可能患有颈椎骨质增生或血黏稠度增高。因颈椎骨质增生会压迫椎动脉，影响大脑血液供应；而血黏稠度增高时，血流减慢，血氧含量下降，大脑供血供氧也会受到影响，加之血黏稠度的高峰值一般在早晨出现，所以易出现这些症状。

② 早醒失眠

有些中老年人在早晨 4 ~ 5 点钟即从睡梦中醒来，睡醒后疲乏无力，再难入睡，且醒后心情一点儿也不轻松，反而郁闷不快。临床观察，早醒失眠主要见于各类抑郁症和精神心理障碍病人，尤其抑郁症患者多见。

③浮肿

如果中老年人在清晨醒后，头面部特别是眼睑明显浮肿，或伴有全身浮肿，可能是患有肾病或心脏病。一般说，肾病引起的浮肿以头面部为主，清晨起床活动后，浮肿可逐渐减轻；而心脏病引起的浮肿则以全身及下肢浮肿为主，清晨起床后浮肿不会马上消失，并伴有胸闷、心慌、气短等症状。贫血患者也会发生清晨浮肿，但程度相对较轻。

④晨僵

晨僵指清晨醒后，感觉全身关节、肌肉僵硬，活动受限，在活动后关节和肌肉才逐渐伸展开来。

一般来说，因为中老年人的神经、肌肉活动缓慢，加之睡眠时的体位不当，某些关节、肌肉受压，导致血液供应不良，故可能出现暂时性轻度晨僵现象。但如有明显晨僵，且全身关节活动不灵，说明患有风湿、骨质增生等疾病。一些患有过敏性疾病者如红斑狼疮、硬皮病等，也会出现明显的晨僵。

⑤饥饿、心慌

有些中老年人在凌晨两三点或四五点醒后会感到饥饿难忍，心慌不适，还伴有疲惫无力。如果吃一个鸡蛋或一些食物后，症状会有所缓解，但仍感口干舌燥，想喝水，这些症状在早餐后逐渐消失。这提示可能患有糖尿病。临床上将糖尿病患者凌晨发生的这些症状称为"黎明现象"。

如果已知道自己是糖尿病患者，凌晨还出现上述症状，则说明服药方法和用药剂量不妥。

五种常见不适预示心脏有病

当中老年人出现胸闷、心慌、心前区剧痛时，自然会想到是否患了心脏病。但有时心脏有病却可能没有心前区症状，而是表现出其他部位不适，这一点，必须引起中老年人的注意。

1 牙痛

牙痛时，一般中老年人多会考虑牙病或牙周病，但有少数心绞痛病人发作时却表现为牙痛。所以，当中老年人突然发生牙痛，尤其是伴有胸闷不适或大汗淋漓时，应考虑是否心绞痛发作，以便及时处理。

2 下肢浮肿

中老年人下肢水肿往往是心脏功能不全，导致静脉血液回流受阻的表现，常是心脏病的症状。

3 肩痛

中老年人肩膀疼痛，多为肩周炎或颈椎病引起，然而，有时心脏病也可表现为肩痛，特别是当肩痛与气候无关，且表现为左肩膀、右手臂内侧阵发性酸痛时。据调查，冠心病病人肩痛者占病人总数 65% 左右。

④ 长期持续打鼾

英国著名医学教授库姆·柯斯肯夫曾对 4388 名 40 ~ 60 岁男性进行了 3 年的跟踪调查，将他们分为长期持续打鼾者、打鼾者和打鼾偶发者。结果表明，长期打鼾者患心脏病人数远远高于其他两类人。

⑤ 耳鸣

研究发现：心脏病病人在早期阶段都有不同程度的耳鸣现象出现，原因是内耳的微细血管对血液变化比较敏感，在心血管动力学异常尚未引起全身反应时，内耳就已得到了先兆信号。

⊙必须注意七种脑血管意外先兆⊙

（1）麻木、虚弱：肢体麻木，或半侧面部麻木或舌麻、口唇发麻，或者一侧上下肢发麻，突然一侧肢体活动不灵和无力，时发时停，嘴歪、流口水等。这是因为颈内动脉系统供血不足，由大脑皮质到脊髓的神经通路受到损害，使这一通路支配的面部、上、下肢产生症状。

（2）短暂的说话困难：吐字不清、失语、听不懂别人的话、吞咽困难。这是因为大脑动脉供血不足，影响了大脑皮质的语言中枢。

（3）眩晕、昏倒：感到房屋
旋转，拣物跌落，走路不稳或突
然摔倒、晕倒。这是因为椎基底
动脉供血不足，影响了与平衡有
关的机制。

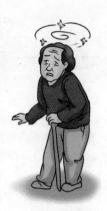

（4）精神改变：突然变为沉
默寡言、表情淡漠或急躁多语、
烦躁不安，判断能力减退，异常
的健忘，出现嗜睡状态，即昏昏
沉沉总想睡觉，这都是局部缺血
的症状。

（5）头痛、恶心：头晕突然加重、头痛突然加
重或由间断性头痛变为持续性剧烈头痛，恶心呕吐或
呃逆，或血压波动并伴有眼花、耳鸣。这往往是动脉
内压力突然升高，使血管壁的痛觉器官受到刺激的表
现，是脑出血的警告信号。

（6）视力下降：突然出现一时的视物不清或自觉
眼前一片黑蒙蒙，甚至一过性突然失明。

（7）鼻出血：特别是频繁性出血，常为高血压、
脑出血的近期先兆。

如果中老年人出现了上述脑血管意外的先兆，不
要紧张，应马上卧床休息，注意观察呼吸、脉搏、血
压的变化，及时就医治疗。

急症发作，救命最要紧

⊙学会咳嗽，紧急时会救您一命⊙

据调查，在中老年人和心血管病病人猝不及防的死亡中，有50%～70%缘于心脏的意外，而其中半数以上是在发病后半小时内死亡的。而咳嗽，则可以在以下情况中作为心血管意外的自救术。

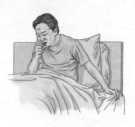

① 预防直立性晕厥

中老年人和心血管病病人，心血管的调节和顺应性较差，在卧床稍久或蹲而起来后，因为血压调节不到位而引起直立性低血压，进而诱发脑缺血，容易发生晕厥。为了预防意外，在起床或蹲而至站起身时，可以先憋足气然后再用力咳嗽几声，能防止发生晕厥。

只要是有效的咳嗽，就能挤压肺循环，使血液流入心脏，并通过"震撼"心脏加快收缩，收缩期间血压可上升50～80毫米汞柱，可改善大脑供血。这既是未雨绸缪，也如雪中送炭，能有效地帮助中老年人预防晕厥和跌倒，特别是曾经有过这类症状的中老年人，不妨试用一下。

② 预防心脏猝死

心脏猝死，多在心脏生物电活动紊乱，引发致命的心律失常或心脏停搏。这种意外可以没有任何预兆，在几分钟之内迅速发生，除非佩带有自动除颤起搏器，否则病人多半是凶多吉少，而且难以复苏。

在这极短的时间内，病人常无力呼救或求助，最可行、有效、迅速和可能做到的救护措施，也就是大声咳嗽几声。咳嗽大约可以产生 75 焦耳的动力能量，随即被转化为生物电流，能给濒死的心脏一次像"除颤"那样的复苏机会，其效果与胸外心脏捶击复苏术有异曲同工之妙。

有的中老年人也许会有疑问，濒死的心脏使人危在旦夕，还能有力量和时间做这样的自救吗？专家认为，肯定有。因为心脏在停跳前，人们都有几分钟清醒时间，只要不惊慌失措，求生的欲望和几分钟的时间，就足以让人们有大声咳嗽几声的能力。这种自救措施随时可做，是任何现代心脏救治措施都难以取代的。

⊙心跳呼吸骤停时的心肺复苏术⊙

为了恢复呼吸、心跳等重要功能，而立即就地采取口对口的人工呼吸和胸外按压技术，称为心肺复苏技术，简称 CPR 技术。一旦发现中老年人心跳呼吸骤停，必须迅速使中老年人仰卧，解松衣领及裤带，实施 CPR

技术，直至中老年人开始自主呼吸和心脏再次自律性搏动，或者有救护人员到达现场。具体操作如下：

第一步：开放气道

用一手置于中老年人前额，手掌用力向后压以使其头向后仰，另一手的手指放在靠近颏部的下颌骨的下方，将颏部向前抬起，以开放气道、保持通畅。同时，清除老年人口腔内的任何阻塞物，仔细观看和寻找口腔至咽喉有无食物、假牙等阻塞物或化学品，并随即用手指沿着腔壁清除其间任何阻塞物，查看有无其他问题。

第二步：口对口人工呼吸

①用放在前额的手的拇指和食指捏紧中老年人的鼻孔，同时，将另一只手移放于中老年人下颏向下施力将口张开。

②深吸一口气，然后口对口封住中老年人的嘴，务求严密不漏气。

③对准中老年人的口呼气，并确保其胸廓隆起，并同时观察老年人的胸廓有无扩张隆起。若未见中老年人胸廓隆起，则应加强口对口的密闭度，再重复进行 1 次。

④连续进行 2 次吹气，每次查看呼吸运动情况。每次吹气后让中老年人的胸廓回缩自然排出气体。2 次吹气的间歇期，救护者进行深吸气时，应将自己的

头偏向一侧，以免吸入中老年人呼出的气体。

第三步：人工循环

①心前区捶击：右手松握空心拳，小鱼际肌侧朝向中老年人胸壁，以距离胸壁 20 ～ 25 厘米高度，垂直向下捶击心前区，即胸骨下段。捶击 1 ～ 2 次，每次 1 ～ 2 秒，力量中等。检查颈动脉的搏动情况，如无变化，应立即进行胸外心脏按压。

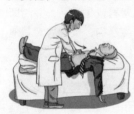

②胸外按压：使中老年人仰卧于硬板床或地上，如果中老年人使用的是软床，则用心脏按压板垫于其肩背下。头后仰 10° 左右，解开上衣。救护者紧靠老年人一侧。为确保按压力垂直作用于中老年人胸骨，救护者应根据个人身高及中老年人位置高低，采用踏脚凳或跪式等不同体位。

③确定按压部位的方法：救护者靠近中老年人足侧的手的示指和中指沿中老年人肋弓下缘上移至胸骨下切迹，将另一手的食指紧靠在胸骨下切迹处，中指紧靠食指，靠近中老年人足侧的手的掌根（与老年人胸骨长轴一致）紧靠另一手的中指放在中老年人胸骨上，该处为胸骨中、下 1/3 交界处，即正确的按压部位。

④按压方法：将靠近中老年人足侧的手平行重叠

在已置于中老年人胸骨按压处的另一手之背上，手指并拢或互相握持，只以掌根部位接触中老年人胸骨，操作者两臂位于老年人胸骨正上方，双肘关节伸直，利用上身重量垂直下压，下压深度为 3 ~ 4 厘米，而后迅即放松，解除压力，让胸廓自行复位。如此有节奏地反复进行，按压与放松时间大致相等，频率为每分钟 80 ~ 100 次。

心脏按压必须同时配合人工呼吸，可先行口对口人工呼吸 2 次，再做胸外心脏按压 15 次。如此反复进行，直到医疗救助者抵达。

◦急性心肌梗死急救八步骤◦

心肌梗死是一种相当危险的疾病，在发病后的头几小时内病死率很高，大约 2/3 的病人在被送到医院之前已经死亡。因此，恰当地就地急救，尽快地将患病中老年人安全地转送至医院，对挽救中老年人的生命有着重要的意义。

①首先让患者绝对卧床休息，不要随意走动、用力，以降低心肌耗氧量。

②尽早、尽快给急救中心打电话，告知患者目前情况，以便救护人员准备必要的抢救设备。

③给予高浓度持续吸氧，不少于半小时。

④缓解剧烈疼痛。舌下含硝酸甘油片 1 ~ 5 片，

每片相隔 3 ~ 5 分钟，有条件者静脉滴注硝酸甘油，在 500 毫升液体中加入硝酸甘油 5 ~ 10 毫克持续点滴；速效救心丸 15 ~ 30 粒吞服；麻醉性止痛药，如埃氢艾托菲 20 微克口服，哌替啶（杜冷丁）50 毫克或吗啡 5 毫克肌内注射；罂粟碱 30 毫克肌内注射。

⑤适当应用镇静药。地西泮（安定）1 ~ 2 片口服或 10 毫克肌内注射；异丙嗪、苯巴比妥也可酌用。

⑥有条件的要测血压并记录每分钟心脏跳动的速率和节律，以供医生赶到时做参考。

⑦在医生到来之前，患者身边不能离开人，以随时观察病情变化。如果患者突然面色发绀、抽搐，大叫一声，口吐白沫，意识不清，呼吸微弱而停止，瞳孔散大，就是急性心肌梗死并发了严重的心律失常如心室颤动，导致心搏骤停。此时需争分夺秒地对病人进行心肺复苏术。

⑧待患者心率、心律、血压都稳定时，轻抬轻搬患者，安全送到医院进一步抢救治疗。

◦冠心病患者的"救命"药盒◦

①硝酸甘油片

此药能迅速缓解心绞痛，事先服药可预防心绞痛发作。口服效果差，舌下含服显效快，1 ~ 2 分钟内起效，可维持 20 ~ 30 分钟。若药效较强，中老年人会感觉舌上有烧灼感、头部有轻度发胀的感觉。服药时应取坐位，因立位服药可发生直立性低血压和昏厥，平卧位时可使静脉回心血量增加，延长心绞痛发作时间。

此药有效期一年，遇光、热或受潮时可失效，应放在不透光、温度低的地方，并将药放在棕色瓶内，将瓶塞盖严。家庭保存此药最好每半年更换一次。

必须一提的是，中老年人长期持续应用硝酸酯类药物可产生耐药性，间歇用药又可出现反跳现象和零时效应。

② 亚硝酸异戊酯

亚硝酸异戊酯是冠心病急救药，使用时将亚硝酸异戊酯药瓶裹在手帕中捏碎后放在鼻前吸气，半分钟即可奏效。

此药俗称"小炮弹"，是一种速效扩张冠状动脉的吸入剂。当心绞痛持续不断，并出现心慌、流汗、气短等心肌梗死征兆，含化硝酸甘油片 3～5 分钟无效时，可应急使用。急救盒内应放置 2～3 支细小的玻璃瓶，每支 0.2 毫升。

使用时，应用手帕包裹小药管，用力捏碎后迅速放到鼻孔处吸入，0.5～1 分钟见效，可持续 3～10 分钟。但该药气味难闻，并可引起强烈头痛或因血压下降而昏倒。一般情况下尽量不用，用时也应取卧位。

③ 双嘧达莫（潘生丁）片

此药能扩张冠状动脉，增加冠状动脉血流量，增加心肌供氧量，并能抑制血小板聚集，防止血栓形成。每日3次，每次25~30毫克。

④ 地西泮（安定）片

在心绞痛发作时，如精神紧张、焦虑不安、失眠时，可服用安定片，每日3次，每次1~2片，可缓解症状，稳定情绪。

⑤ 心痛定

心痛定不仅能治疗和预防心绞痛发作，而且具有一定的抗心律失常作用，可增加冠状动脉的血流量，还可减缓心率、降低血压、减弱心肌收缩力和减少心肌耗氧量，从而使心绞痛得以缓解。用法是：每次1~2片，每日3次，症状减轻后改为1片。

为了保证冠心病急救盒真正起到"救急"的作用，中老年病人应妥善保管药盒时刻带在身上。

⊙脑血管意外发生时的九步救护⊙

脑血管意外病人发病后，在家里抢救是否及时，处理是否得当，对病人的预后至关重要。所以，家庭急救脑血管意外病人时应注意以下几点：

①发现中老年人突然发病后切忌慌乱紧张，应保持镇静，尽快与医院或急救中心联系。

②尽量不要搬动病人，因为此时病人体位的改变可能促使脑内继续出血。若必须搬动病人，应掌握正确的搬运方法：不要急于从地上把病人扶起，最好2~3人同时把病人平托到床上，头部抬高30°左右，避免唾液等误入气管。切忌对脑卒中病人摇晃、垫高枕头、前后弯动或转动头部、头部震动等。

③迅速松解病人衣领和腰带，取出假牙，保持室内空气流通。呕吐病人应将头部偏向一侧，以免呕吐物堵塞气管而窒息。

④如果有抽搐发作，可用筷子或小木条裹上纱布垫在上下牙齿之间，以防咬破舌头。

⑤病人出现气急、咽喉部痰鸣等症状时，可用塑料管或橡皮管插入到病人咽喉部，从另一端用口吸出痰液，呼吸心搏骤停者应立即给予心肺复苏术。

⑥家中备有氧气袋的可马上给病人吸氧。如舌头后缩影响呼吸时，可用毛巾或手帕包好舌头，牵出口外。

⑦因脑卒中可分为出血性脑卒中和缺血性脑卒中，不同类型的脑卒中用药各异。因此，在诊断未明确前不要用药。

⑧在送医院前尽量减少移动病人，转送病人时要用担架卧式搬抬。如果从楼上抬下病人，要头部朝上脚朝下，这样可以减少脑部充血。在送医院途中，家

属可双手轻轻托住病人头部，避免头部颠簸。

⑨对昏迷较深、呼吸不规则的危重病人，可先请医生到家里治疗，待病情稳定后再送往医院。

得病后要细心养

◦肺病患者的胸肺康复法◦

胸肺康复是一个持之以恒的工作，就是在肺部疾病不可逆转、肺部损害永久存在的情况下，采取多方面综合性的方法和训练，最大限度地提高病人独立生活能力及生活质量。

① 有效的咳嗽技巧

肺病患者常常或多或少会有一些痰液，而中老年人总是习惯在痰液刺激气道咽喉时才会被动地将痰咳出。其实，主动将痰咳出才是有效的咳嗽：先用鼻深吸气，然后放松用嘴呼气，重复 1 ～ 2 次，再深吸气，在吸气未收缩时腹部用力咳嗽。

② 呼吸再训练

这个训练的目的，在于教会中老年人有效的呼吸方法，锻炼膈肌，最大限度地发挥残存的肺功能，节省体力，改善通气。

首先应使自己放松，采取一个舒适的位置（坐、卧、站）均可，一手置于上腹部，一手置于胸部，然后缓慢用鼻吸气（同时感觉腹鼓起），再缓缓撅唇呼气（同时感觉腹内收）。反复多次，呼吸时一要深，二要慢，三要放松。通常根据本人情况可每日上、下午各训练15～20分钟。

③ 积极地运动

中老年肺病患者常常因为气紧而不愿运动，以致身体机能逐渐退化，活动能力降低，轻微的活动就可引起气紧，从而进一步厌恶活动，形成恶性循环，最终失去独立生活能力。

运动训练的目的是改善病人心肺功能及活动能力。运动训练常包括上、下肢伸展运动，上、下肢肌力及耐力的训练，如做一些体操、太极拳、步行、上下楼梯的训练等。但需注意的是，运动训练应在康复科医护人员的指导下进行。

④ 长期的氧气治疗

中老年患者由于肺部较严重的损害而缺氧，所以氧气治疗是必不可少的一部分。有些中老年人却畏惧吸氧，认为一旦需要吸氧，病情已非

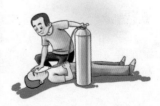

常严重。

其实，这是一个错误的理解，在医生的指导下进行正确的氧疗不仅可以扩大病人的生活范围，提高病人生活质量，而且可以延缓病情发展，延长寿命。比如，坚持每天 12 ~ 15 小时氧疗，尤其夜间睡眠时氧疗十分有益；在活动散步时，也可使用便携式氧气筒。但应注意，氧疗应在医生的指导下正确使用。

⑤ 松弛疗法

中老年慢性肺病患者因长期缺氧气紧气促，常常会感到紧张、力不从心、情绪低落。而松弛疗法就是使患者肌肉松弛、精神放松的方法。

中老年人进行松弛疗法时，可以在家中或医院选择一间光线昏暗的房间，采取舒适的体位，可坐可卧，打开录音机（最好戴耳机）放出轻松柔和的音乐，如配有大自然森林中各种鸟鸣和流水声，您可以想象自己来到一个美丽、景色宜人的世外桃源（特别可以回想自己曾去过的美丽的景区），身心得到充分放松和休息。

⑥ 戒烟

吸烟的害处众所周知，假如一个中老年人既是肺病患者又同时还吸烟，如果想生活得更好，就该听从医生的劝告立即戒烟。

◦胃溃疡的八条调理标准◦

①保持乐观情绪，正确对待疾病，避免过度紧张，注意劳逸结合，生活规律，保证足够睡眠，以维持高级神经中枢活动的平衡。因为精神紧张、情绪激动或过分忧虑，会使丘脑下中枢的调节作用减弱或丧失，引起自主神经功能紊乱，不利于食物的消化和溃疡的愈合。

②注意季节性的气候变化，特别是秋末冬初和冬末春初之时，随时增添衣服，保持腹部温暖，冬季穿一薄棉肚兜或背心大有好处。

③疼痛时用手按压腹部或使身体稍微弯曲，可减轻疼痛。最好于两餐饭之间，在疼痛前吃些食物如苏打饼干等，可中和胃酸，减少创面刺激。

④注意饮食，少食可使胃窦部不致过度扩张，刺激胃泌素分泌，从而使胃酸分泌减少；多餐在于辅助少食之不足；定时定量，可使胃酸分泌规律协调；宜用低脂、高蛋白、清淡、软烂、较热和容易消化的食物，以减轻胃肠的负担；避免食用带有刺激性的食品如辣椒、醋、浓茶（尤其在空腹时）、酸性果汁等，因其可使胃酸增多，不利于溃疡的愈合。

⑤加强锻炼，如适合中老年人的散步、太极拳等，能改善高级神经中枢和调节自主神经功能，增强胸、

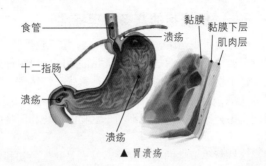

食管

溃疡

十二指肠

溃疡

溃疡

黏膜

黏膜下层

肌肉层

▲ 胃溃疡

腹部的肌肉运动，改善胃肠道的血液循环和调整消化吸收功能，促进溃疡愈合。

⑥尽量少吸烟、喝酒，因浓度高的烈性酒可刺激溃疡，影响创面愈合；烟可使血管收缩，幽门括约肌关闭不全，使肠液反流，破坏胃黏膜屏障。

⑦避免服用对胃黏膜有损害的药物，如阿司匹林、地塞米松、泼尼松（强的松）、吲哚美辛（消炎痛）等，对胃黏膜有刺激作用，可加重胃溃疡的病情。如非要服用，可向医生说明，改用他药，或遵医嘱，配合些其他辅助药物，或放在饭后服用，减少对胃的不良反应。

⑧注意防止并发症的发生，一旦发生出血、穿孔、幽门梗阻等情况，应及时送医院治疗。

◎前列腺肥大治养双管齐下◎

前列腺肥大又称前列腺增生，为中老年男性的常见病和多发病，症状大都是由于肥大的前列腺压迫尿道引起的。

① 自我治疗

前列腺肥大的治疗方法很多，概括起来有手术治疗和非手术治疗两大类。非手术治疗目前有局部渗透法、直肠注药加红外线法、局部注射法等。临床应用证明，采用外治法对改变排尿不适等症状也有较好疗效。这里向中老年人介绍几种自己可以掌握的外治法，仅供参考。

贴中极穴法：甘遂9克研成细粉，加面粉适量；麝香或冰片少许，用温水化开，与甘遂粉调成糊状。外贴中极穴位（脐下4寸处）。每日1～2次，每次1小时。

熨小腹法：生葱250克洗净切碎，加盐500克，入锅炒熟后取出，用新棉白布包好，待温度适宜时熨小腹，凉后再炒再熨，连熨数次，总时间为2～4小时。

贴肚脐法：去皮独头蒜1头，栀子3个，捣烂如泥状，盐少许，摊在塑料布或牛皮纸上，贴在肚脐处。外用纱布覆盖，胶带固定，每日更换1次。

熨肚脐法：艾叶60克揉碎，石菖蒲30克，入锅炒热后取出，用新棉白布包好，待温度适宜时熨肚脐部位，至药凉为止。每日2次。

② 日常养护

①了解前列腺增生情况，在医生指导下可适当服用药物，但须慎用溴丙胺太林（普鲁本辛）、阿托品、颠茄类药物。

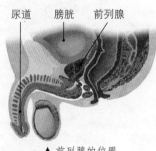

尿道　膀胱　前列腺

▲ 前列腺的位置

②睡眠要充足，生活要有规律，并注意养成睡觉前少饮水、大便通畅的习惯。

③切勿使下腹部或腰腿着凉，重视会阴部保暖。

④宜常做腰部运动，以解除局部瘀血。不要久坐或长时间骑自行车，以避免压迫会阴部。坐一段时间后，可适当散步，动静结合。

⑤勿长时间忍尿，有尿意即应去排尿，尤其冬季夜晚，有的中老年人不愿及时排尿，待不得不排时，已不能排出，而发生急性尿潴留。

⑥不宜过度兴奋、烦躁，不要过于克制性生活。

⑦吃低盐饮食，少吃咸菜等腌制品；少吃生蔬菜、瓜果等寒凉食物；控制肉食，多吃些鱼类及含膳食纤

维多的蔬菜；避免大量饮酒和进食刺激性食物。

⑧每天晚上，可局部热水坐浴，水温以 42℃ 为宜，10 ~ 15 分钟。

⑨如果出现严重排尿梗阻现象，应考虑手术切除，以免错过最佳手术时期。

专家认为，通过积极治疗，前列腺增生症是可以治愈的，中老年人完全可以实现轻轻松松排尿、享受健康生活的目标。中老年人应对此抱有极大的信心，并积极配合治疗。

⊙自我训练，学会控制尿失禁⊙

有关调查表明，65 岁以上的中老年人中尿失禁的发生率高达 10%。其症状表现为控制不住小便，尿液不能在膀胱里贮存，随时可能从尿道口流出来。有不少中老年人每当打喷嚏、咳嗽或腹部用力时均可使尿液溢出，给生活带来很大的不便和痛苦，严重地影响了身心健康。

中老年人容易出现尿失禁的原因：首先是随着年龄的逐渐增大，中老年人的骨盆肌肉支持结构发生退行性变化，膀胱过度膨胀，膀胱括约肌无力；其次是因肥胖引起腹内压力过高，压力性尿失禁的发生率也随之增加，特别是中老年女性更容易发生尿失禁。

临床上为了便于治疗，将尿失禁分为四度：第一度，咳嗽、打喷嚏、大笑时有尿失禁；第二度，进气时有尿失禁；第三度，直立时有尿失禁；第四度：卧床时有尿失禁。

　　一二度尿失禁的中老年人，一般不属于病态，可进行自我保健，通过自我控制训练方法使症状消除或得到改善。下面介绍两种具体的训练方法：

　　（1）间断排尿训练：小便的间隔时间不宜太长，而且每次排尿时有意中断排尿 1 ~ 2 次，每次 3 ~ 5 秒钟。

　　（2）提肛训练：中老年人取立、坐或侧卧位，与呼吸运动相配合。深吸气时，慢慢收缩尿道口和肛门，此时中老年人感到尿道口和肛门紧闭，并有使肛门向上提的感觉，接着屏气 5 秒钟，然后呼气时慢慢放松尿道口和肛门。这样每次连续收缩、放松训练 10 下，

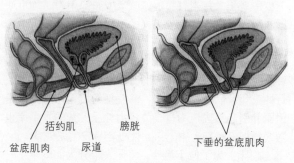

括约肌　　　　膀胱

盆底肌肉　　尿道　　　　下垂的盆底肌肉

▲ 健康和病理状态下的膀胱

每天训练 3 次。

上述两种训练方法都是对盆底肌和尿道括约肌的收缩训练，从而增强了膀胱和尿道括约肌的收缩力，不至于腹部压力一升高就出现尿失禁。中老年人在进行上述训练时一定要持之以恒，一般要训练 3 ～ 6 个月才能见效，必要时可服中药补中益气汤或针灸治疗。

◈糖尿病患者护理四方面◈

①药物治疗

目前治疗糖尿病的药物有口服药物和胰岛素两大类。口服药物又分为磺脲类（如格列本脲、格列喹酮）、双胍类（如苯乙双胍、二甲双胍）和葡萄

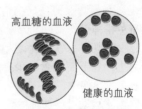

高血糖的血液

健康的血液

苷酶抑制剂（拜糖平）等。治疗时，一般先采用一种降糖药，效果不理想时再加用另一种，最后三类降糖药联合应用。若血糖控制仍不满意，应改为注射胰岛素，亦可降糖药与胰岛素联合应用。

糖尿病患者注射胰岛素时，注射部位应选择腹部或上臂三角肌下缘，并选用 1 毫升注射器，注射器与皮肤之间夹角呈 30° ～ 40°，进针深度为针头的 1/2 ～ 1/3。长期在同一部位注射，可见注射部位皮下

脂肪萎缩，所以注射时应经常更换注射部位。

有的中老年人认为不到万不得已就不注射胰岛素，因为害怕注射胰岛素以后就"拿不下来了"，这种看法是错误的。选用什么方法治疗，应听从医生的指导，坚持长期、终生药物治疗，但在应用降糖药时要注意观察药物疗效及副作用。

② 综合治疗

①掌握有关糖尿病治疗的知识，树立战胜疾病的信心。

②经常保持良好的情绪，胸怀宽广，遇事乐观，避免精神创伤及过度劳累。

③切忌暴饮暴食，大吃大喝，平时应以清淡素食为主，要节制饮食，少食肥腻、甘甜、咸味的食物，避免胃热伤津，尤其应戒酒。

④运动可增加抗体胰岛素的敏感性，有助于降低血糖和血脂。运动时间宜在餐后开始，并随身携带少量食品，以防发生低血糖。

③ 定期体检

中老年人健康检查应包括糖尿病的检查，尤其是有糖尿病家族史者、肥胖者，无论有无临床症状，均应考虑糖尿病的可能，定期做血糖、尿糖测定及葡萄糖耐量试验。已患糖尿病的中老年人应学会尿糖定性实验，家庭常用试纸法。

④并发症的预防

糖尿病病人防御能力降低，易于发生感染，疖、痈、足癣、甲癣等感染比较常见，容易反复发生，中老年女性常发生外阴瘙痒。出现感染时应及时治疗，防止出现败血症或脓毒败血症。

预防糖尿病并发症，应从以下几方面加以注意：

①注意皮肤清洁，尤其是足部、口腔、阴部的清洁，有炎症、痈和创伤时要及时治疗。

②指甲、趾甲不宜过长，当有鸡眼或水疱时，不要擅自修剪。

③在海滩或河滩游玩时不能赤脚行走，以免扎脚；脚部干燥时，适当涂抹润滑油。

④选择质地柔软、透气性能好、大小合适的鞋，不宜过大或过窄，使脚能有活动余地。

⊙高血压患者的十个养生措施⊙

当中老年人有高血压早期表现，如血压测量超过正常值时，就应积极治疗，千万不可粗心大意，使血压逐步升高。无妥当治疗的长期高血压，往往可导致心、脑、肾功能的障碍而有晚期的表现，不仅病情加重，还会发生并发症而危及生命。

中老年人如果在生活中多加注意，并坚持在医生的指导下配合治疗，一定能使病情稳定。具体措施如下：

①为了解自己的病情，以及是否有心、脑、肾的功能障碍，应该去医院做全面检查，熟悉高血压病的知识，以便有针对性地进行治疗与加强自我护理。

②坚持长期规则治疗和保健护理，定期测量血压。要知道所服降压药的主要成分和用量，以利调整到适宜的血压水准，切忌服用不了解的药物，也不要随意添加或停用药物。

③饮食中要适当限制盐摄入量，每日保持 6 ~ 8 克。勿使身体过胖，若有超重的趋势，应限制饮食，并增加体力锻炼，但要注意避免剧烈运动。

④戒除烟酒可以防止血压继续升高和影响心、脑、肾的功能。

⑤每天坚持锻炼，如打太极拳、做保健操，以不引起心慌、脉搏明显增快为宜。

⑥提高社会适应能力，保持心理平衡，避免各种不良刺激的影响。

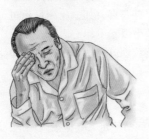

⑦保证足够的睡眠和有规律的生活，注意劳逸结合。

⑧保持大便通畅，必要时服用缓泻剂。

⑨定期随访，血压持续升高或出现头晕、头痛、

恶心等症状时，应及时就医。

⑩若出现语言不利、手足麻木，甚至偏瘫等脑血管病变，或剧烈头痛、呕吐等高血压危象时，一定要先服降压药再及时去医院诊治。

◇中老年肿瘤患者的三大检查指标◇

当中老年人患有肿瘤时，常于门诊定期复查血象、血生化、X线检查、B超等，一般都由患者本人或家属自取报告，将报告取回后应向开检查单的医师及时反馈，以便医师了解患者病情，并将病情变化情况告知病人或其家属。

事实上，为了更好地养护身体，肿瘤病人也可向医护人员咨询并学会观察一些常见的物理、化学等实验室检查的客观指标的变化，了解其临床意义。

肿瘤病人需要注意自我观察的客观指标主要有以下几个方面：

（1）一般常规化验指标：指血常规、尿常规和粪便常规这三项常规化验检查指标，其化验简单，费用低，对于观察肿瘤的病情动态变化是不可缺少的。

①血常规化验。肿瘤病人手术失血过多，肿瘤放化疗导致骨髓造血功能抑制以及肿瘤病严重营养不良，都会出现贫血的表现，血常规检查会出现红细胞与血红蛋白的减少；化疗引起的骨髓造血功能抑制，

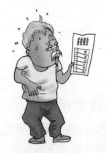

血常规检查可出现白细胞减少，尤其是粒细胞减少最明显；各种白血病都会出现白细胞数的明显升高。

②尿常规检查。血尿是观察肾脏肿瘤及其他肿瘤有无肾脏转移的重要指标；蛋白尿（即尿内出现蛋白质）是观察肿瘤化疗药物引起肾损伤的指标之一；肿瘤病人严重营养不良、亚病质或化疗引起剧烈呕吐时，可出现尿酮体阳性。

③粪便常规检查。肿瘤放疗可引起放射性肠炎，可出现粥样、水样便，或黏液性便；上消化道肿瘤导致出血时，可出现柏油样便；结肠癌可出现红色血样便；胰头癌、胰管癌引起阻塞性黄疸，出现陶土样便。粪便中出现红细胞，见于结肠癌出血时；胃癌患者的粪便隐血试验可持续阳性。

（2）肿瘤特异性化验指标。

（3）物理检查指标：肿瘤病人经常做的物理检查主要有 X 线检查、B 超检查等。

老年肿瘤患者应学会自我观察客观指标的变化，当发现这些指标出现异常或与以前不一致时，应引起重视，马上去医院做更详细、全面的检查，以免肿瘤复发或转移。如肺癌手术后患者 X 线检查报告提示可疑阴影，可能为肺转移，应请医生做进一步检查，有利于及时诊断治疗。

患病后需要家人多关爱

◦重视中老年慢性病患者的疗养五戒◦

（1）戒心情急躁：中老年慢性疾病的治愈，需要一个较长的过程，甚至相当长的一段时间。如短时间未治愈就心情急躁，或者胡乱猜疑，反而会加重病情。家人应帮助中老年人树立正确的态度，让其能够按医嘱有计划地坚持治疗，直至痊愈。

（2）戒自我放任：有些慢性病患者对服药治疗及自我保健不认真对待，甚至硬撑硬抗，结果使病情加重，增加了治疗难度，甚至丧失了治愈的机会。家人必须注意监督检查。

（3）戒饮食不平衡：中老年患者及其家属常片面地认为，慢性病就是要多吃补品，增加营养，所以长期吃大补食物，或单一吃患者喜爱的食物。这样不但有碍多种营养补充，甚至会加重病情。

（4）戒随心所欲：有的中老年患者经常不遵医嘱，不按规定服药；有的中老年患者一味追求新药、进口药，对正常治疗药物不屑一顾；还有的私自搞些土单方、秘方治疗。结果只会事与愿违，不利于治疗和康复。这需要家属从旁加以正确的指导和协助。

（5）戒情绪压抑：中老年慢性病患者整天待在家中，不活动，时间一长易导致心情压抑，无益于病情康复。家人应帮助中老年人培养一些兴趣与爱好，或鼓励他参加一些力所能及的体力、脑力劳动，保持乐观情绪。

──◦看护急性心肌梗死患者的七点注意◦──

中老年人患急性心肌梗死时，看护者应注意以下几点：

①卧床休息对于急性心肌梗死病人而言非常重要。一般来说，中老年人发病的第一周应绝对卧床休息，避免不必要的搬动；第二周可在床上做肢体的被动运动，预防下肢静脉血栓形成；第三周可离床在室内适当活动，如有并发症可缩短活动时间；第四周，根据医嘱及中老年人的病情可在户外活动，但仍不能做剧烈活动。

②急性心肌梗死的主要症状是胸痛，病人因而烦躁不安，所以需用吗啡、哌替啶（杜冷丁）等麻醉剂。但这些药物都能抑制呼吸中枢，加重支气管疾病，中老年人尤其如此，因此用量宜慎重，尽可能少用。

③如中老年人出现精神错乱，常表示脑血液供应

不足而缺氧，不宜用镇静剂。

④监测生命体征，应每 1～2 小时为老年人测量 1 次血压、脉搏和呼吸。血压过低、脉率减少、心律不齐及呼吸缓慢均提示病情有变化，应及时报告医生予以治疗。

⑤保持二便通畅。由于卧床或中老年人不习惯床上排泄，可导致便秘、尿潴留等异常情况出现，而中老年人由于便秘、用力排便等，也可加重心肌梗死。所以，病危中老年人都应留置导尿，每天可服甘油或蜂蜜，使粪便变软，易于排出。

⑥ 48 小时内宜给患者食用清淡流质饮食，以减少患者呕吐及误吸的危险；48 小时后宜给少量、软质易消化、低盐的饮食，每日六餐，即做到少量多餐，要限制盐和脂肪的摄入量，减少水分在患者体内的潴留，以减轻心脏负担。

⑦要保证患者拥有充足的睡眠，若患者因病造成难以入睡时，可按医嘱让患者口服镇静剂或安眠药促进睡眠。

◦恪守冠心病患者睡眠六不宜◦

①不宜独睡一室，应有家人陪伴。陪伴者应密切注意中老年人出现的异常变化，如大口喘息、鼾声异常，或自述不适时，应赶快使用硝酸甘油、亚硝酸异

戊酯等急救药品，并立即送到医院。

②临睡前不宜过久看书读报、写作，更不宜看紧张的影视、小说。中老年人若有此举动，家人应及时劝说，以避免老年人过度的脑力劳动及情绪激动和精神紧张等。

③临睡前不宜吃东西、喝浓茶、咖啡及抽烟。这些都极易引起血管收缩，促进血液循环加快，心脏负担过重。

④睡眠时不宜穿紧身内衣。紧身内衣压迫中老年人胸部，可能导致循环呼吸受阻，使睡眠不安稳。所以，家属应督促中老年人穿着宽松睡衣入睡。

⑤睡眠时不宜着凉。要注意保温保暖，头部要戴好睡帽，陪护家属应随时为中老年人盖被，不要让其双肩露在被子外面。

⑥不宜睡水平的床，最好睡倾斜床。患冠心病的中老年人易在晚间发生心绞痛，如能给患者睡上半身高、下半身低的倾斜床（在床头垫上砖头、木头即可），不仅可避免或减少心绞痛的发作，而且还会避免因服药而带来的头痛、头昏等副作用。